アディクションの地平線

越境し交錯するケア

松本俊彦〈編〉

Ψ金剛出版

編者まえがき

　「アディクション＝依存症は決して道徳心や意志の問題などではなく，れっきとした医学的疾患である」──そのことを証明するために，かつて頻繁に行われた実験があった。

　スキナーボックス内の自己注射実験だ。実験には残酷な装置が用いられた。頸静脈にカテーテルを刺入されたネズミやサルを金属製の檻に閉じ込め，動物がレバーを押すと，薬物が体内の血管に入り込み，瞬時にして脳へと到達する，という装置だ。この装置を介して動物にモルヒネを投与すると，動物はまもなく自分からレバーを押してモルヒネを自己注射するようになる。やがてレバー押しの頻度が高まり，さらにはいかなる活動よりもレバー押しを優先して狂ったように押し続けるようになり，最後は死に至ってしまう……。

　一連の実験から得られた結果を踏まえ，研究者たちは次のように主張した。「薬物は脳を『ハイジャック』し，脳を依存症脳に変化させて人間を悪魔に変え，最後は死に至らしめる」と。

　この見解は世界中の薬物政策に大きな影響を与えた。多くの国々で，「悪魔のクスリ」をコントロールすべく，厳罰政策を後押しする根拠として利用されてしまったのだ。皮肉な話だった。アディクションを医学的問題と認めさせるはずの実験が，一周回って再び道徳心と意志の問題へと回帰し，さらにたちの悪いことに，「犯罪」という司法的問題にすり替わってしまったのだから。

　もちろん，犯罪として規制し，取り締まり，刑罰で脅したところで，薬物問題は解決しなかった。かえって深刻化した，といってよいだろう。というのも，薬物使用に起因する健康被害や死亡が増加し，犯罪者として刑務所に収容される人たちが急増したからだ。加えて，規制は密売者にビジネスチャ

ンスを与え，巨利を得させる結果となった。何よりも，当事者が差別と偏見の中で孤立して，治療や支援からも疎外されてしまったことは，強調しておかねばなるまい。

　この悪循環に「待った」をかけたのが，実験心理学者ブルース・K・アレキサンダーだった。彼は，有名な「ラットパーク実験」——孤独な檻の中のネズミはモルヒネを好んだが，広々とした場所で仲間たちとじゃれ合い，遊び，交尾していたネズミはモルヒネを嫌うことを明らかにした実験——を通じて，「アディクションの原因は『悪魔のクスリ』ではなく，人間を閉じ込めている『檻』の側にある可能性」を指摘したのだった。

　要するに，アディクションは司法的問題ではないばかりか，医学的問題ですらなく，もっと大きな広がりをもった社会的問題かもしれない，ということなのだ。

　それでは，人間社会にとっての「檻」とは何だろうか？

　興味深い歴史的事実がある。北米の先住民族は，アルコール依存症の罹患率が非常に高いことで知られている。彼らはもともと飲酒文化を持たない民族であったが，侵略者である白人が持ち込んだアルコールによって，身体の内側までもが侵略されてしまったのだ。

　先住民族に一体何が起こったのか？　それは，コミュニティと文化の破壊だった。侵略者たちは，先住民を伝統的に引き継いできた広大な土地から切り離し，せせこましい保護区へと押し込めた。そして，彼らが大切にしてきた宗教的儀式を禁止したうえに，伝統的医療を否定して，その信用を失墜させてしまった。さらには，子どもたちを親から引き離して全寮制の学校に収容し，母国語を話すことを禁じた。当然ながら，その後，学校を卒業して帰郷すると，子どもたちは，自分たちが二重の意味でコミュニティを失ったことを思い知ることとなった。

　数年後，調査から判明したのは，先住民が居住する保護区のなかには，アルコール依存症の罹患率が高い保護区とそうではない保護区がある，ということだった。さらに，二つの興味深い事実が明らかになった。一つは，飲酒

を許容されていて，しかも，先住民文化が破壊されていない保護区では，飲酒習慣は先住民の伝統的な生活に組み込まれ，ときおり大酒する人はいたものの，全体としてアルコール依存症罹患率は高くなかった，という事実，そしてもう一つは，白人同化政策が強要され，しかも禁酒法が敷かれた保護区では，先住民には飲酒習慣がまったくないにもかかわらず，アルコール関連問題と呼ばれている現象と酷似する社会問題——労働せずに怠惰に過ごす大人たち，子どもに対する養育の放棄，家庭内暴力，暴力事件をはじめとするさまざまな犯罪——が多発した，という事実だった。

　このことから二つの仮説を立てることができる。一つは，もしかすると先住民のアルコール依存症は，アルコールという依存性薬物が原因ではないかもしれない，という可能性であり，もう一つはアルコール関連問題といわれているものには，実はアルコールは関連していないかもしれない，という可能性である。

　私たちは，北米先住民に起こったことを個人の水準に置き換え，自問自答してみる必要がある——多くの人々がアルコールを日常的に楽しみ，大抵の人は依存症に罹患しないのに，なぜ一部の人だけ依存症になってしまうのか？

　依存症に罹患する人たちは，自らの誇りと居場所を失い，存在を否定され，自尊心を傷つけられているのかもしれない。あるいは，自らの存在価値に疑いを抱きながら，なおも煮えたぎる怒りの矛先を向けるべき方向もわからない状況に置かれている——つまり，「心の痛み」を抱えているのかもしれない。

　私は決して，「『心の痛み』こそがアディクションの原因なのだ」などと声高に主張したいわけではない。なぜなら，この領域では何一つとして断定できることなどないからだ。むしろアディクションは依然として暗黒大陸のままであり，その歴史は，これまで正しいと信じてきたことが，次の時代には「完全な間違い」であったと否定されることの繰り返しだった。

　実際，一人の医療者にすぎない私自身も，日々考えが移ろい，変化するのを自覚している。一人の患者の精神医学的診断でさえも，診察室で会うたびにめまぐるしく変化する。結局のところ，医療者として正しいと確信できる

のは，わずかに一つだけ——「よい薬物」も「悪い薬物」もなく，あるのは「よい使い方」と「悪い使い方」であって，「悪い使い方」をする人は何か別に困りごとを抱えている，ということだけなのだ。

　それゆえ，この分野の臨床や研究は必然的に領域越境的とならざるを得ない。いや，それだけではない。支援する側と支援される側とのあいだには容易に位相の逆転が生じ，それぞれの視点は交錯する。加えて，すでに述べたように，真実は絶えず更新され続け，今日の真実は明日の誤謬となってしまう。だから，旅路の彼方に見えるのは，ただ茫漠と広がる地平線……。

　本書は，そのようにして迷い続け，揺れ続ける中で企画した『臨床心理学』誌の連載を，このたび一冊の書籍としてまとめたものだ。私は，アディクション概念を思い切り広く捉えて，望みうるかぎり最高の豪華執筆陣をとり揃えることに挑戦してみた。その結果，脳－心－社会をカバーする，新しいアディクション臨床の書が生み出されたと自負している。ご多忙な中，ご執筆いただいた著者のみなさまには，この場を借りて深謝申し上げたい。

　なお，末尾になったが，書籍化にあたってご尽力くださった金剛出版編集部，中村奈々さまと植竹里菜さまにも心からのお礼を申し上げる。

　このスリリングな，新時代のアディクション本が多くの方に読まれることを祈念している。

令和4年2月

編者　松本俊彦

目　次

アディクションの地平線
越境し交錯するケア

第1章

アディクション
精神医学の「鬼っ子」

松本俊彦

Ⅰ　はじめに

　アディクション精神医学は，精神医学における「鬼っ子」である。その健康被害と社会経済的損失の深刻さゆえに，アディクション問題が精神保健や公衆衛生上の重要課題であることを公式に疑う者はいないが，実際には，多くの精神科医の選択的無関心に曝されている。たとえこの分野に関してどんなに無知を曝しても，「あの分野は特殊だからね」と，肩をすくめて弁明すれば，周囲はすんなり納得し，何一つ恥をかくことはない。アディクションは「否認の病」と呼ばれるが，案外，この問題を最も否認しているのは精神科医かもしれない。

　そのことを示すよい証拠がある。歴史上，最も有名な精神医学の教科書の一つである，ドイツ人精神科医 Kurt Kolle の手になる『Psychiatrie 第5版』をひもとくと，「嗜癖（Süchte）」（ドイツ語の訳語としては，「アディクション」よりも，この堅苦しい日本語がふさわしい）と名づけられた章の記述は，当時の国際的水準に照らしてみても荒唐無稽である。Kolle（1961）は，「酒癖（Trunksucht）（アルコール依存）」患者の治療方法は，「酒癖者には禁治産の宣告を下し，施設に入院せしめ，少なくとも1〜2年は入院させておかなけ

ればならぬ。退院後も彼はなお長期間，禁治産者として置くべきであろう」
と述べ，アルカロイド嗜癖（Alkaloidsucht：オピエート系薬物の依存）に至っ
ては，「この嗜癖は特殊な人格素質の基盤の上にのみ発生する」と，よりに
よって太字で強調されている。この太字強調には，Kolle自身の個人的怨恨を
勘ぐりたくなるほどの執念が感じられる。

　率直にいって，今日的感覚ではいうに及ばず，同時代の国際的水準から見て
も，Kolleの主張には首をかしげざるを得ない。なぜなら，この教科書が刊行
された1961年当時，すでに米国ではアルコール依存症に対する包括的な治療
が展開していた。1935年にアルコール依存者の自助グループAA（Alcoholics
Anonymous：アルコホリクス・アノニマス）が誕生し，精神科医療から「治
療不能」の烙印を押されたアルコール依存症者たちは，自らの手で回復を手に
入れるという一大事業に着手し，1945年にはミネソタ州にAAメンバーによっ
て米国の代表的な依存治療施設を開設していたのである（Hazelden Center,
n.d.）。

　筆者は何もここで，米国精神医学の先進性を訴えたいわけではない。なに
しろ，Kolleと同時代の米国の精神科医は，治療と称してアルコール依存症患
者に電撃けいれん療法を行ったり，LSDを投与したりと，完全に迷走状態に
あった（White, 1998）。その意味では，米国におけるアルコール依存治療の
進歩は当事者によってもたらされたものであり，そのような非嫡流的出自ゆ
えに，筆者はこの分野を「鬼っ子」と呼ぶのである。

　本章では，アディクション概念成立の歴史をたどりながら，「なぜいまア
ディクション臨床なのか」について私見を述べたいと思う。

Ⅱ アディクションから依存症へ

1 「イケナイコト」から「ビョーキ」へ

　アディクションの問題は社会の発展と無縁ではない。依存性物質の多くは，人類に発見された当初は宗教的儀式のときにシャーマンが用いる神聖なもの，医薬品，祝祭の日だけ楽しむ珍重品であった。しかし，人々の生活が豊かになるにしたがい，日常的な嗜好品となった。そして，日常的に繰り返し使用されるなかでさまざまな弊害が明るみになると，今度は一転して社会の敵となり，それに溺れることは不道徳で節操のないふるまい（＝「イケナイコト」）と見なされる。たとえば米国では，物質に溺れる者は「アディクト（Addicts）（日本語のアル中やヤク中といった呼び方にあたる）」と呼ばれ，侮蔑と嘲笑の対象となった。

　19世紀初頭，米国ではまさにそうしたことが起こっていた。Levine（1984）によれば，1776年に独立宣言をしてからおよそ100年あまり，米国民は，飲酒すること，あるいは，酩酊することにきわめて寛容であり，家庭でも居酒屋でも仕事場でも，ワイン，ビール，ラム，リンゴ酒，ブランデー，ウィスキーといったアルコール飲料を昼夜の別なく飲んでいたという。ところが，19世紀初頭になり，そうした生活による社会的・医学的弊害が明らかになってくると，米国の医師，裕福な商人，大農場主といった上流階級を中心に禁酒運動が起こった。やがて，それが中流階級へと飛び火して各地で禁酒同盟が創設され，1919〜1933年に施行された禁酒法へと発展したのである。

　実は，禁酒運動家の主張のなかには，早くも今日におけるアルコール依存症概念の中核的特徴が現われていた（上野，2001）。彼らは，酩酊，不摂生，習慣的な飲酒はすべて病気であると訴えるだけでなく，この「ビョーキ」（まだ正式な医学的疾患として認知されていなかったゆえに，このような表記とした）が，「酒を適量に飲むことの延長線上にもたらされる自然な帰結である（＝進行性）」ということを指摘したのである。そして，経済不況のせいで高

まった政府に対する不信感という，法そのものとは無関係な理由から禁酒法が廃止された後に，再び米国内のアルコール消費量が増加してくると，アルコール問題は，「不道徳的な行為」「違法行為」としてではなく，ますますその「ビョーキ」としての特徴を強めたかたちで理解されるようになった。当事者による民間団体であるAAは，そのような状況で誕生したのである。

AAの運動は，オハイオ州アクロンで，株式仲売人のビルと外科医のボブという，精神科医療から「匙を投げられた」二人のアルコホリックの出会いがきっかけとなり，1935年に始まった。最初に断酒に成功したのはビルであり，続いて，ビルによる「アルコホリックは病気である」という説得が功を奏して，ボブも断酒に成功した。やがて二人が自分たちの体験を，各地のアルコールに悩んでいる人たちに伝えようと活動を開始したところから，AAの歴史は始まる。

興味深いのは，AAでは，発足以来一貫して，「アルコホリックは，アルコホリズムという進行性のビョーキに罹患している」という疾病モデルを採用しているという点である。たとえば，AAの中心的信念をまとめた「12ステップ」は，「私たちはアルコールに対して無力であり，思い通りに生きていけなくなったことを認めた」という第1ステップで始まる。これは，禁酒運動時代からの主張である，「アルコホリズムは進行性かつ非可逆性のビョーキであり，ひとたび飲酒すればコントロールを喪失してしまう。ゆえに，唯一の解決方法はアルコールを一生涯断つことである」という概念そのものである。

2 「ビョーキ」から「病気」へ——アルコホリズム概念の成立

病的な飲酒（「ビョーキ」）が医学的疾患（「病気」）として承認されるのに大きな貢献をしたのが，生理学者Jellinek（1988）である。彼は，1930年代後半に活動を開始したイェール大学医学部アルコホリズム調査研究プロジェクト（後のYale Alcohol Center）の中心的メンバーにして，アルコール問題に関する学術誌 "Quarterly Journal of Studies on Alcohol" の編集長でもあった。

Jellinekは，2,000名のAAメンバーを対象として行った質問紙調査にもと

づいて，アルコホリズムを，アルファ，ベータ，ガンマ，デルタ，イプシロンという5つの臨床類型に分類し，そのなかでガンマ・アルコホリズムをアルコホリズムの中核群であると考えた。ガンマ・アルコホリズムは，①アルコールに対する耐性上昇，②離脱症状と病的な渇望によって証明される「身体依存」，③飲酒コントロール喪失の存在という特徴的病像を持つ病態と定義され，AAメンバーの85～87％がこの類型に分類されたという。

　このガンマ・アルコホリズム（Jellinek, 1988）には，かつてのICD-10（World Health Organization, 1992）の「アルコール依存症候群（alcohol dependence syndrome）」やDSM-IV-TR（American Psychiatry Association, 2000）の「アルコール依存（alcohol dependence）」の主要症候がすべて現われている。なかでもJellinekが重要な症候と見なしていたのは「コントロール喪失」であった。事実，彼は，「一杯飲んだらとまらない」という飲酒コントロールを喪失する病気に罹患した者は，その飲酒行動を「原因において自由な行為」と言い切ることができず，むしろ行為を支配する自由な意志は制限されており，免責可能性，少なくとも情状酌量される必要性があると指摘している。

　Jellinek率いるYale Alcohol Centerは，AAの初期のメンバーとともに，1950年代にはNational Council on Alcoholism（NCA）という団体を設立し，「アルコホリズムが進行性の病気であり，アルコホリックは援助と治療を必要とする病人である」という認識を広めるべく，全米で広報活動を行い，公式な治療プログラムや援助者の養成と教育の必要性を説いてまわった。そのような努力が実り，1954年，米国医学会はアルコホリズムが正真正銘の医学的疾患であることを宣言した。ここで，アルコホリズムは，「ビョーキ」から「病気」へと昇格したわけである。

3　「依存症候群」の明確化

　Jellinekらの努力によってアルコホリズムは医学的治療の対象となったが，用語や概念の混乱は依然として深刻であった。従来，医学領域で用いられていた用語は，英語圏だけでも「慢性アルコール中毒（chronic alcohol intoxication)」「慢性アルコール症（chronic alcoholism）」「アルコール嗜癖（alcohol addiction）」などと複数存在し，アルコールという物質使用のコントロール障害と物質使用の結果生じたアルコール関連障害とが混同されたままであった。こうした混乱を整理したのが，Edwards（1977）を代表とする世界保健機構（World Health Organization : WHO）専門部会の報告書であった。

　1977年，Edwardsらを中心としたWHO専門部会は，アルコールに関連して生じるさまざまな医学的もしくは社会的問題の多くには，その基底に「依存（dependence）」という病態が存在するという見解を明らかにした。これは，アルコールの慢性的な過量摂取が続いているうちに，アルコールと生体（人間でも動物でも）とのあいだの相互作用によって生じてくる障害であり，動物実験においても，「耐性上昇」「離脱」「渇望」「薬物探索行動」として確認される生理的水準の変化を意味している。

　Edwardsらは，この「依存」という生理学的変化を基礎として，病的な飲酒は行動面・精神面・身体面という三つの次元に特徴的な変化を引き起こすとした。すなわち，まず行動面の変化としては，飲酒量の増加，社会的許容範囲を超えた逸脱的な飲酒パターン，飲酒行動の単一化（平日と休日で飲酒様態の違いがなくなってしまうこと）があり，精神面の変化としては，飲酒コントロールの障害，衝動的な飲酒欲求（渇望），飲酒中心の思考（いつも酒のことばかり考えている）が，そして身体面の変化として，「依存」という生理学的な現象に裏付けられた，離脱症状や離脱症状を緩和するための飲酒，あるいは耐性の獲得がある。Edwardsらは，こうした多次元的症状からなる一群の病的な飲酒様態を，「アルコール依存症（候群）」と命名したわけである。

　Edwardsらによる「アルコール依存症」の定義は，Jellinekのガンマ・アルコホリズムの概念をそのまま発展させ，整理したものといってよい。しかし，JellinekとEdwardsとでは，類似の主張をしながらも力点の置き所に微妙な差異があったことには注意しておく必要がある。すなわち，Jellinekは，「飲酒コントロール喪失」という精神面の変化（＝精神依存）を重視したのに対し，Edwardsらは，「離脱症状」や「耐性」といった身体面の変化（＝身体依存）を重視していたのである。

III 依存症から再びアディクションへ

1 依存症概念の限界

　ここまで述べてきたように,「アルコール嗜癖」は,「アルコホリズム」を経て「アルコール依存症」へと名称が変化する過程で,道徳的な価値判断を含んだ社会学的概念から,中立的で客観的な医学的概念へと衣替えをした。そのことが,この領域の学術的および臨床的な進歩に貢献をしたことはまちがいない。

　しかし,身体依存を核とした依存症概念にはいくつかの限界もあった。たとえば,緩和医療の現場では,終末期患者に鎮痛薬としてオピエートを投与している際に耐性上昇や投薬中断による離脱が認められることがある。また,臨床用量のベンゾジアゼピン系薬剤や選択性セロトニン再取り込み遮断薬 (Selective Serotonin Reuptake Inhibitor : SSRI) でも耐性上昇が見られることは確認されている。その意味で,これらの医薬品は身体依存の要件を満たすが,だからといって,ただちに治療対象となることはない。

　また,依存症概念自体が,アルコールやオピエートといった中枢抑制薬の薬理作用にもとづいていることの限界もあった。たとえば,覚せい剤やコカインといった中枢刺激薬では,耐性上昇こそ見られるものの,アルコールやオピエートのような,自律神経系を巻き込んだ華々しい離脱症状を欠いている。したがって,現在,中枢刺激薬は「精神依存はあるが,身体依存はない」と理解されている。さらに,大麻,あるいはLSDやMDMAといった催幻覚薬では,離脱症状どころか,耐性上昇の存在すら不明瞭である。それにもかかわらず,現実に大麻や催幻覚薬の習慣的使用を断ち切れない者は存在する。こうした事実は,依存症診断における身体依存優位性に対して疑義を突きつけるものである。

2 嗜癖行動への概念拡張

　もう一つ，依存症概念を揺るがしたのは，病的ギャンブリング，買い物依存などの病的浪費，過剰な性行動，インターネットへの耽溺，習慣性自傷行為，摂食障害，窃盗癖……といった嗜癖的行動に対する概念拡張である。歴史的に見ると，こうした嗜癖的行動は，1838年にEsquirolが提唱した，「モノマニー（monomania）（偏執狂）」という臨床概念に相当する。その概念には，アルコール依存のほかに，放火癖，賭博癖，窃盗癖，衝動殺人などが含まれ，判断力や知的能力が保たれ，思考障害や人格の荒廃がないにもかかわらず，質的もしくは量的に逸脱した特定の行動に対する内的衝動をコントロールできない病態である。

　今日，モノマニー概念の多くは，物質使用，食行動，性行動に関するもの以外の問題行動を集めて，かつてのICD-10の「習慣および衝動の障害（habit and impulse disorder）」，DSM-IV-TRの「他のどこにも分類されない衝動制御の障害（impulse control disorder, not otherwise specified）」（以下，衝動制御障害）という診断カテゴリーに引き継がれている。それらのカテゴリーには，抜毛症，病的ギャンブリング，放火癖，窃盗癖といった行動が含まれているが，いずれも，自己もしくは他者に有害な結果をもたらすことを知りながら，内的衝動をコントロールできないという点で嗜癖的な特徴を持っている。

　その意味では，耐性上昇や離脱症状といった身体依存こそ欠くものの，かつてJellinekがアルコホリズムの中核症状として指摘した「コントロール障害＝精神依存」は十分に備えている。また，こうした患者の多くは，これらの行動の直前に強い緊張感と過覚醒的感覚を自覚し，行為遂行とともに緊張緩和や安堵感を体験しているが，この現象自体が嗜癖行動と物質依存症との相似的な関係を示している。

　物質依存症と嗜癖行動とは，治療論においても共通する部分が多い。確かに嗜癖行動は，本人自身がそうした行動のコントロールに苦慮しており，実際，単なる禁止や罰では改善しない。むしろこの「コントロールの困難さ」自体を治療・援助の対象とすることが必要なのである。実際，1980年代以降，

米国ではこうした反復性問題行動を物質依存とのアナロジーで「嗜癖行動」と捉え，物質依存の治療理念を適用する動きが出てきた。なかでも，病的ギャンブリングや摂食障害（特に神経性大食症），強迫的ショッピング（買い物依存）の治療にAAの12ステッププログラムを援用し，Gamblers Anonymous（GA），Overeaters Anonymous（OA），Debtors Anonymous（DA）などの自助グループが結成され，実際にそこから回復者を多数輩出している。

　このように見てみると，嗜癖行動と物質依存症とを区別するのは，ただ一つ身体依存の有無だけであるということができるであろう。

3　身体依存 vs 精神依存

　ところで，「物質依存症の本質は身体依存と精神依存のいずれにあるのか？」といった議論は，1977年のWHO専門部会の時点から存在していた。Edwardsらも，「依存もしくは依存症候群と習慣との境界は不明瞭であり，明確な区別は困難である」ことを認めつつも，精神依存を重視すれば，物質依存症と病的ギャンブリングやむちゃ食い（神経性大食症）といった嗜癖行動との差異を見いだしがたくなるという懸念から，離脱症状や耐性上昇によって具体的に規定しやすい身体依存を重視する方針で依存概念を整理したのである。この問題は，1980年にワシントンで開催されたWHO物質関連問題専門部会においても再び蒸し返されたが（洲脇，1983），ここでもやはり身体依存の優位性が覆ることはなかった。

　しかし今日，問題の焦点はもはや身体依存か精神依存かといった次元には存在しない。洲脇（2005）によれば，依存性物質はそれぞれ異なった作用を持つが，同時に共通した脳内報酬系を形成しているという（図1）。この脳内報酬系は，中脳腹側被蓋野のA10細胞に起始し，側坐核，前頭皮質などに投射している中脳辺縁系ドパミン神経路が中心となり，さらに周辺に存在するGABA神経系，グルタミン酸神経系などにより形成されている。たとえば，マウスを用いた実験により，アルコールは腹側被蓋野や側坐核におけるドパミン放出に関与していることが判明している。また，オピエートは，μオピ

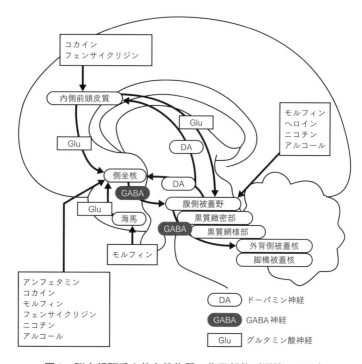

図1　脳内報酬系と依存性物質の作用部位（洲脇，2005）

オイド受容体を介してGABA神経系を抑制することで，ドパミン神経系を興
奮させ，その結果，側坐核でのドパミン放出を促し，ニコチンは腹側被蓋野
のドパミン細胞を直接刺激して側坐核でのドパミン放出を増加させる。さら
に，コカインや覚せい剤は側坐核でのドパミンの再取り込み阻害作用により，
報酬効果を発揮する。

　これらの知見は，依存性物質の本質は，脳内報酬系のドパミンレベルを上
昇させる点にあることを示している。その意味では，その物質の薬理作用が
中枢神経系に対して抑制性もしくは刺激性に作用するか否か，はたまた，身
体依存があるかないかといったことは，さして重要な問題ではないのかもし
れない。

さらに驚くべきことに，嗜癖行動においても脳内報酬系が関与している可能性が示唆されたのである。すなわち，むちゃ食いやリストカットのような自傷行為におよんだ直後には，β－エンドルフィンやエンケファリンといった内因性オピエートの分泌量が増加しており，内因性オピエート拮抗薬ナルトレキソンによって，一時的ではあるものの，そうした嗜癖行動が抑制されることが明らかにされたのである（Coid et al., 1983, Jonas & Gold, 1988）。

4　「進行性・非可逆性のコントロール障害」への疑義

　これだけの知見が提示されても，なおも物質依存症と嗜癖行動とを峻別すべきと主張する臨床家，研究者は少なくない。しばしば遭遇する反論の一例をあげてみよう。「依存症の治療は断酒・断薬を治療目標としている。事実，ひとたび依存症の水準に達してしまった者が，アルコール・薬物を適度にコントロールして使用することはできない。しかし，神経性大食症患者に対して，『一口でも食べたらコントロールできなくなるから，これからの人生，ずっと断食しろ』とはいえないはずである」。

　しかし，物質依存症におけるコントロール障害の非可逆性と進行性は，あくまでも経験的なものであって，十分な実証的根拠があるわけではない。実際，反証をあげることは実にたやすい。たとえば，1953年にLemereは，死亡した500名のアルコール依存者の生活歴と自然経過の詳細な分析から，全アルコール依存者のうち，28%は死亡する直前まで飲酒をつづけており，22%は重篤な疾患に罹患したために断酒し，11%は特に重篤な疾患に罹患したわけではないが断酒していたことを報告するとともに，7%の者は不完全ながらも飲酒のコントロールを取り戻し，3%は完全に適正な飲酒パターンを取り戻していたことに言及している（White, 1998）。

　要するに，この分野にはまだまだ未知なことがあまりにも多いわけである。

5　DSM-5におけるアディクション概念の復活

　2013年5月より公式に米国精神医学会の精神障害診断分類となったDSM-5では,「物質関連障害」セクションに二つの重大な変更がなされている（APA, 2013a）。

　一つは,物質使用障害下位カテゴリーに存在した「依存」および「乱用」という概念が消失し,「使用障害」に一本化するという提案である。確かに従来のDSM-IV-TRにおける依存・乱用は,それぞれに着眼点が異なっており,概念として未成熟な部分があった。すなわち,依存は,身体依存に力点を置いた医学的概念である一方で,乱用は,文化や社会規範,法令によって規定される社会学的概念なのである。

　DSM-5では,こうした依存と乱用との質的な不連続性をなくすために,依存診断における身体依存の優位性を減じるとともに,乱用診断における社会規範に依拠する項目を削除している。結果的に,かつて依存もしくは乱用と診断された,さまざまな逸脱的な物質使用の様態は,「使用障害」のカテゴリーにおいて一元的に整理され,必要に応じて重症度評価や生理学的依存の有無を追記することで,その使用様態を個別的に表現できるようになっている。

　個人的には,この考え方を高く評価している。というのも,精神保健的な介入を要する問題は,物質依存症だけではない。今日の精神科臨床において,暴力行動や自傷や自殺企図といった自己破壊的行動を促進する要因として,依存症水準未満のアルコール乱用や向精神薬乱用は臨床的に重要な意味を持っており,援助・介入の対象となり得る。しかしこれまでは,「依存」という概念があったばかりに,それと対比するかのように,「乱用」が軽視されるむきがあった。たとえば,精神科医療関係者のあいだに見られる,「依存は医学的治療の対象だが,乱用は司法的対応,もしくは本人の自己責任」という,よくある誤解がそれにあたる。

　DSM-5におけるもう一つの重要な変更は,「物質関連障害」というセクションの名称が「物質使用とアディクションの障害」へと変更され,病的ギャンブリングもこのセクションに含まれることとなったことである。さらに,将

来の検討課題として，付録欄にインターネット依存とセックス依存を提示している。

　なぜ米国精神医学会はいまさら「アディクション」という用語を採用したのであろうか？　おそらくこの「アディクション」という用語は，偏見を助長する侮蔑的表現としてではなく，より新しい意味をまとって復活したと理解するべきであろう。米国精神医学会の物質関連障害作業部会は次のように説明している。「鎮痛剤やβ－遮断薬のように，医学的管理下での薬物治療においても身体依存を呈する薬剤は少なくないが，だからといって，通常，これらの治療薬を服用中の患者は治療の対象とはならない。治療を要するかどうかの基準は，必ずしも身体依存の有無に依拠せず，どのくらいその人が物質使用にとらわれ，逸脱的・不適応的な行動をもたらしているかである」（APA, 2013b）。

　この発言は，物質依存の中核的問題は，身体依存の有無ではなく，人が物質にとらわれ，支配される事態——Jellinekのいう「コントロール喪失」であり，今日風にいえば，「精神依存」ということになる——であることを改めて確認したものである。このようなDSM-5の考え方は，将来のアディクション臨床を大きく変える可能性があろう。

V　おわりに——人はなぜアディクティッドするのか？

　人はなぜ物質や行動にアディクティッド（addicted）するのだろうか？　かつてKolle（1961）は，その理由として，「現代人における現存在の空虚さ（eine Leere des Daseines）が深刻化しているからだ」と述べたが，このような思弁的な言葉では，現代の我々には何も伝わらない。あるいは，Edwardらを中心とする，かつてのWHO作業部会であれば，「それは単に依存性物質に手を出したことの当然の帰結だ」と説明するだろう。だが，それだけでは，仲間同士でむちゃな飲酒をしていた若者の多くが依存症に罹患することなく，ある時期を境に節度のある社交的飲酒へと落ち着いていくことの説明ができ

ない。

　そうした現象を理解するうえで，Khantzian と Albanese（2008）が唱える
「自己治療仮説（self-medication theory）」は説得力がある。彼らは，不眠や
不安，抑うつ，多動などの精神医学的症状による苦痛や，その他の現実的な
苦悩の存在が依存症罹患脆弱性を準備し，その後の人生において，偶然，そ
うした苦痛を一時的に緩和する物質に遭遇したとき，人は依存症に罹患する
という。実際，アルコールには社交不安障害の症状を一時的に緩和し，ヘロ
インには幼少期の虐待被害に関連する激しい怒りを鎮め，覚せい剤には抑う
つ症状や幼少時からの多動傾向を改善する可能性がある。そして事実，物質
依存症罹患者における精神障害罹患率は一般人口よりもはるかに高い。この
ことは，人は，快感や陶酔感を求めてではなく，苦痛を緩和するためにある
物質を繰り返し用いるなかで，最終的に依存症に罹患する可能性を示唆して
いる。

　もちろん，それとは反対に，あえて「苦痛を求めて」物質摂取をするよう
に見える者もいる。たとえば，どんな薬理作用だろうとおかまいなしに，「薬」
と名のつくものは何でも乱用する自己破壊的な者，あるいは，すでに何年か
物質を断ち，一見，順風満帆な人生を送っていたのに，突然，物質乱用を再
発する者……。前者は，「シラフを避けるためならばいかなる苦痛もいとわな
い」といわんばかりに，自ら進んで地獄の業火に焼かれようとするし，後者
は，再使用がもたらすほんの一瞬の快感の後には，果てしない長く続く苦痛
がやって来ることを知りながら，再使用に及んでしまう。しかし Khantzian
と Albanese（2008）は，そのような患者のなかには，生活史記憶から排除さ
れた外傷記憶を持つ者が少なくなく，いわば「心の痛みを身体の痛みで蓋を
する」（松本，2009）リストカットと同じように，「説明困難な苦痛」を，そ
れよりは多少はマシな「説明可能な苦痛」で抑えている可能性があると指摘
している。

　こう考えてみると，アディクション臨床とは，たとえ依存対象が違法薬物
であったとしても，決して物質という「モノの規制や排除」ではなく，本質
的に「痛みを抱えたヒトの支援」であることに改めて気づかされる。あるい

は，この精神医学の「鬼っ子」は，1980年以降，米国精神医学会のリストから消失した神経症概念に代わる，「現代型神経症」だといえるのかもしれない。そう，薬物療法では解決しない問題という意味で。

文献

American Psychiatric Association (2000) Diagnostic and Statistical Manual of Mental Disorders, 4th-TR ed. (髙橋三郎, 大野裕, 染矢俊幸 訳 (2002) DSM-IV-TR 精神疾患の分類と診断の手引き. 医学書院.)

American Psychiatric Association (2013a) About DSM-5. (http://www.dsm5.org/about/Pages/Default.aspx [2021年12月20日閲覧]).

American Psychiatric Association (2013b) DSM-5 draft. (http://www.dsm5.org/Pages/Default.aspx [2021年12月20日閲覧]).

Coid J, Allolio B & Rees LH (1983) Raised plasma metenkephalin in patients who habitually mutilate themselves. Lancet 8349 ; 545-546.

Edwards G (1977) The alcohol dependence syndrome: usefulness of this idea. In : G Edwards & M Grant (Ed.) : Alcoholism, New Knowledge and New Response. London : Croom Helm, pp.136-156.

Esquirol E (1838) Des Maladies Mentales. Paris : Bailliere.

Hazelden Center (n.d.) The Minnesota Model. (http://www.hazelden.org/web/public/minnesotamodel.page [2021年12月20日閲覧]).

Jellinek EM (1988) Disease Concept of Alcoholism. Reprint version. Piscataway : Alcohol Research Documentation. (羽賀道信, 加藤寛 (1973) アルコホリズム——アルコール中毒の疾病概念. 岩崎学術出版社.)

Jonas JM & Gold MS (1988) The use of opiate antagonists in treating bulimia : A study of low-dose versus high-dose naltrexone. Psychiatry Research 24 ; 195-199.

Khantzian EJ & Albanese MJ (2008) Understanding Addiction as Self Medication : Finding Hope Behind the Pain. Lanham, Maryland, Rowman & Littlefield Pub Inc.

Kolle K (1961) Psychiatrie ein Lehrbuch für Studierende und Ärzte. Stuttgart : Georg Thieme Verlag. (塩崎正勝 訳 (1963) K. コッレの精神医学. 文光堂.)

Levine HG (1984) The alcohol problem in America : From temperance to alcoholism. British Journal of Addiction 79 ; 109-119.

松本俊彦 (2009) 自傷行為の理解と援助. 日本評論社.

洲脇寛 (1983) 薬物・アルコール関連用語に関する WHO 専門部会の勧告. 臨床精神医学 12 ; 641-646.

洲脇寛(2005)嗜癖精神医学の展開. 新興医学社.

上野加代子(2001)第5章 アディクション・共依存の社会的構築. In:清水新二 編:共依存とアディクション——心理・家族・社会. 培風舘, pp.182-229.

White LW (1998) Slaying the Dragon. Bloomington : Chestnut Health Systems/ Lighthouse Institute.（鈴木美保子, 山本幸枝, 麻生克郎ほか訳(2007)米国アディクション列伝——アメリカにおけるアディクション治療と回復の歴史. 特定非営利活動法人ジャパンマック.）

World Health Organization (1992) The ICD-10 Classification of Mental and Behavioral Disorders : Clinical descriptions and diagnostic guideline.（融道男, 中根允文, 小見山実 監訳(1993)ICD-10 精神および行動の障害——臨床記述と診断ガイドライン.）

第2章

快楽とアディクションの脳科学

「いいきもち」が暴走するとき

廣中直行

I　はじめに

　臨床心理学の分野で「アディクション」の問題が大きく取り上げられるようになったことは，問題の深刻さを背景にしているならば憂慮すべきことではあるが，長年この研究課題に関わってきた者としてまずは素直に喜びたい。

　20年ほど前に筆者が臨床心理学専攻の大学院生に依存症に興味を持ってもらおうとしたとき，その反応は芳しくなかった。たとえば覚せい剤依存は「怖い」，アルコール依存は「きたない」，そういって敬遠された。「依存症は表面に現れた表現型であり，本当の心の問題は別にある」と，もっともな意見を言う人もあったが，それではその「本当の問題」とは何か，あなたはそれにどうアプローチするのかと問うと，笑ってごまかされるばかりであった。

　筆者にはこのような冷淡さや関心の低さが，依存症があまりに生物学的な現象に見えるからではないかと思われた。実際，心理学専攻の大学院生には耳慣れない薬物の名前がたくさん出てくる。「5－メトキシ－N，N－ジイソプロピルトリプタミン」というようなわけのわからないモノに興味を持てと

いうほうが無理であろう。また，動物実験の話が出てくる。ネズミやサルで何がわかるのかと冷笑している人たちは「依存症は心の問題ではない」と思うだろう。脳の話もたくさん出てくる。前頭前野のドパミンやセロトニンがどうしたという話は，「それが嫌いだから」臨床を選んだ人も多いはずである。

　したがって筆者がここでドパミンや報酬系の話をすると，心理臨床に携わる人たちにようやく根付いてきたアディクション問題への関心が再び薄れてしまうのではないかと心配なのである。そこであらかじめお断りしておくが，脳についての知識は臨床活動を助けるわけではなく，その利用価値は限定的である。本書の性質上，誰でも知っておいたほうが良いことは一通り解説するが，脳科学の発想をそのまま臨床現場に持ち込むのは危険である。そのことは本章の末尾で述べる。

II　神経系のミクロな構造

　神経細胞は，図1に示すように，樹状突起，細胞体，軸索，終末という構造をしている。神経細胞と神経細胞の接合部にはわずかな隙間があり，これをシナプスという。樹状突起の神経膜には受容体と呼ばれるタンパク質が埋まっており（細胞体や軸索の膜にも少しはある），ほかの神経細胞の終末から放出された神経伝達物質を受け取る。受容体に神経伝達物質が結合すると，直接・間接のメカニズムによって細胞内にプラスの電荷を持ったイオンが流入し，その総和がある閾値を越えると神経細胞は活動電位を発する。活動電位は軸索を伝わって終末に伝えられ，終末部のシナプス小胞に貯蔵された神経伝達物質を放出する。

　神経伝達物質の放出量や受容体の感度は刻々と変化する。神経細胞同士の情報伝達は電気回路のように固定されたものではない。中枢神経系に作用する薬物の多くはシナプスに作用する。たとえば，抗精神病薬の多くは「ドパミン」という神経伝達物質の受容体に結合し，受容体をふさぐ。このためドパミンが放出されてもその信号がシナプスを越えて伝わらなくなる。また，

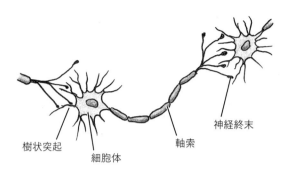

図1　神経細胞の構造

　抗うつ薬の多くは「ノルアドレナリン」と「セロトニン」という神経伝達物質の再取り込みを阻害する。再取り込みとは，放出された神経伝達物質が再びシナプス前の神経細胞に回収され，再度の放出に備えて準備される機構である。再取り込みが阻害されるとシナプスのノルアドレナリンやセロトニンの濃度が増え，結果的にシナプス後の神経細胞にあるこれらの受容体が長期にわたって刺激されることになる。

Ⅲ　脳のマクロな構造

　脊髄と脳をあわせて中枢神経系という。ヒトの脳の縦断面を図2に示す。これは模式図であり，図のように左右の両半球のちょうど中央で脳を縦切りにしたときに（正中断面），図に見えている構造がすべて見えるわけではない。脊髄の延長線上には延髄があり，呼吸や心臓の拍動など，生命維持に関わる根幹の活動を司っている。延髄の上方に橋と呼ばれる部位がある。橋には多数の神経核があり，反射を制御したり覚醒水準を上げたりする役目を果たしている。その先に中脳がある。中脳にはドパミン神経の起始核があり，運動の開始に重要な役割を果たすほか，感覚刺激に対する定位反射を司っている。

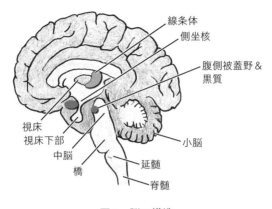

図2　脳の構造

視床と視床下部をあわせて間脳といい，前者は多様な感覚神経の中継部位，後者は自律神経系や内分泌系など生体の恒常性維持を制御する部位である。視床下部はまた性行動や摂食行動など，本能的な行動にとって重要な部位でもある。延髄，橋，中脳と間脳をあわせて脳幹と呼ぶことがある。なお，小脳は運動の制御と学習に関わっている。ヒトの脳で巨大化した大脳は，大脳基底核，大脳辺縁系，新皮質に分けられる。大脳基底核は運動の調節と学習に関わっており，とくに「強化学習」と呼ばれる試行錯誤学習に重要な役割を果たしている。大脳辺縁系には海馬，扁桃体，帯状回などが含まれ，記憶と情動に関連している。新皮質はいろいろなモダリティの感覚情報処理や巧緻な運動の制御を行っている。辺縁系と新皮質をつなぐ前頭眼窩野周辺は意志決定に関わる部位と考えられている。脳は基本的には生命を維持するための器官である。精神疾患で脳が「不調に陥っている」とすれば，逆説的だがそれは何らかの形でその人が自分の棲息環境に適応した結果だと言えるのである。

Ⅳ　薬物依存に関わる神経回路

　中脳の腹側被蓋野から辺縁系の側坐核に投射している神経系はドパミンを
含み（ドパミン作動性という），活動すると側坐核でドパミンを放出する。こ
の神経系は，同じく中脳で腹側被蓋野に隣接する黒質から大脳基底核の線状
体に投射するドパミン作動性神経と並んで，運動の開始に重要な役割を果た
している。なかでも前者は，中脳が定位反射の中枢であることからもわかる
ように，「目立つ」刺激を検出し，そちらのほうに体を寄せていく機能を担っ
ている。1950年代にJames Oldsが，このドパミン神経を微弱な電流で刺激す
ると，動物があたかもその刺激を求めるような行動を示すことを発見した。
電気刺激が行動に対する報酬になっているように見えたことから，この神経
系を含むシステムは「報酬系」と呼ばれるようになった。

　多くの依存性薬物がこの神経系を刺激し，側坐核のドパミン放出量を増や
すことが知られている。側坐核から放出されたドパミンは，一部は前頭皮質
に届く。これが覚せい剤使用者などの自覚する「快感」の基盤であろう。ま
たその一部は大脳基底核に届き，接近行動を起こす。「報酬」という意味はそ
の両者を含んでいる。

　主な依存性薬物は以下のように「報酬系」に作用する（Koob & Le Moal,
2006）。

- コカイン，アンフェタミン，ニコチン：コカインは側坐核でのドパミ
  ンの再取り込みを阻害する。アンフェタミン類（覚せい剤）は側坐核
  でドパミンの放出を促進し，酵素による分解を阻害し，シナプス小胞
  への再取り込みを阻害する。ニコチンは腹側被蓋野にあるニコチン性
  アセチルコリン受容体を刺激し，側坐核からのドパミン放出を増やす。
- モルヒネ，ヘロイン：麻薬と呼ばれるこれらの薬物は，腹側被蓋野の
  「オピオイド受容体」に結合する。その結果，腹側被蓋野の神経活動を
  抑制しているGABA作動性神経の活動が抑制される。「抑制の抑制」で

あるから結果的に腹側被蓋野の活動は盛んになり，側坐核からのドパ
ミン放出が増える。

- カンナビス（大麻）：大麻の成分は側坐核にある「カンナビノイド受容
体」に作用し，ドパミンの放出を調整していると考えられている。
- アルコール，抗不安薬，睡眠薬：これらは辺縁系の扁桃体に作用し，扁
桃体を興奮させるグルタミン酸作動性神経の活動を抑え，鎮静させる
GABA作動性神経の活動を活発にする。扁桃体は側坐核の神経活動を
調節しており，間接的にドパミンの放出を促進している可能性がある。

　このように，依存性薬物は直接であれ間接であれ，側坐核周囲のシナプス
におけるドパミン濃度を増やすものと考えられている。こういった薬物の自
覚効果は，興奮，高揚から陶酔，多幸など多岐にわたる。このように多様な
効果が単一の神経系の活動に帰属させられるとは考え難い。これらの薬物は
側坐核のドパミン濃度を増加させる以外に，脳内各部位のさまざまな受容体
に結合し，その受容体を持つ神経細胞の活動を活性化したり鎮静化したりす
る。その部位にどういう神経回路が接続されているかによって，さまざまな
自覚効果が演出されているのであろう。

V　薬物摂取が強迫化していく過程

　薬物依存者は最初の薬物体験では「バッド・トリップ」と言われるような
不快な経験をすることもあるが，何度か薬物を摂取しているうちに，強い快
感を感じるという。しかし，その後も繰り返して強烈な快感を感じることが
できるかというと，そうとは限らない。むしろ，薬物が消えた後に起こる不
快な「離脱症状」に悩み，そこから抜け出すために再び薬物に手を出すこと
が多い。そのときには，ある程度の快は感じるものの，それは落ち込んだ気
分がやっと正常に戻ったと言える程度である。その後はさらに激しい落ち込
みや，薬物に頼ってしまったことへの後悔などに襲われる。その結果，依存

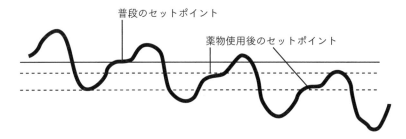

図3　依存症の進行に伴う気分の上下〈Koob & Le Moal（2001）を改変〉

者の自己肯定感はますます低下し，薬物に頼らなければやっていけないという自棄的な状況に陥る。こうして薬物に対する欲求が強迫的になっていく。この気分の上下運動は図3のような模式図にまとめられる（Koob & Le Moal, 2001）。気分の一時的な高揚はドパミンの作用によるもので，その後気分を低下させるのは，視床下部から放出されるコルチコトロピン放出因子（CRF）などの作用である。CRFはストレスに対する反応として放出されるホルモンで，下垂体前葉からACTHという別のホルモンを分泌させる。これが副腎に届き，最終的にはコルチゾールと呼ばれる副腎皮質ホルモンが分泌される。ただし，CRFには脳に対する直接作用もあり，不安を起こすと考えられている。

VI　ボトムアップの欲求系とトップダウンの制御系

　腹側被蓋野から側坐核に至るドパミン神経（いわゆる報酬系）は，脳内のさまざまな部位と連絡を保ち，相互に密接に活動しあっている。このネットワークが薬物依存を進行させ，ひいては強迫的な欲求と渇望を作り出す。その一方で，脳内には渇望や欲求を制御するネットワークも存在する。両者の対話（クロストーク）もしくはせめぎあいが薬物依存を理解するポイントである。

　欲求を作り出す回路の姿は図4のようなものと考えられている（Everitt &

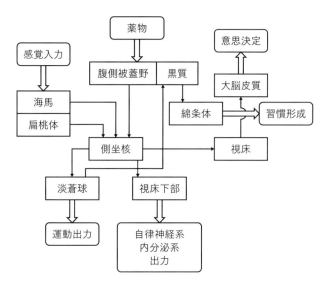

図4　欲求の強迫化を生む神経システム〈Everitt & Wolf（2002）を改変〉

Wolf, 2002）。欲求とは一種の記憶にほかならず，薬物を思い出させる環境やストレスにさらされたときに記憶の回路が活性化されて，薬物に対する渇望が起こる。このような記憶の形成と想起に重要なのが海馬と扁桃体である。これらは図4に示すように側坐核の活動を調節している。側坐核の出力は淡蒼球を介して接近行動を起こすほか，視床を介して大脳皮質に入り，状況判断や意志決定のプロセスにも影響を与える。また，黒質から線条体に至るドパミン作動性神経は習慣の形成にかかわっている。習慣もある種の記憶であり，意識しなくてもヒトをある種の行動に駆り立てる。

　意志決定の神経機構を研究しているAntoine Becharaは，このなかでも扁桃体の役割を重視している（Bechara, 2005）。扁桃体にはさまざまな感覚刺激が伝えられるほか，視床下部や脳幹部のような体内環境に関する情報も入ってくる。扁桃体はそれらを「快」と「不快」の観点から比較照合する。照合して全体として快か不快かを素早く決め，線条体や中脳中心灰白質のような身体表出系に伝えるほか，側坐核でのドパミンの放出を制御する。Bechara

はこの経路を「欲求系」と呼び，素早く「ボトムアップ」で意志決定のメカ
ニズムに欲求信号を送る系であると考えた。薬物依存者は薬物を思い出させ
る手がかりに対する自律神経系の活動が増強しているなど，衝動系の活動が
過剰になっていることを示す証拠があるという。

　一方，大脳皮質の一部である前頭眼窩野と，それと連携する前帯状皮質，
島皮質などが「制御系」である。Bechara はこれを「ウィルパワー（will
power)」の系と呼んだ。「制御系」も快と不快のバランスを計算しているが，
この系は長期的な報酬と損失の展望のうえに立ち，「トップダウン」で我々が
何をすべきかを決める。薬物依存者のなかにはあたかも前頭眼窩野の損傷患
者と同じような行動傾向を示す人がおり，「ウィルパワー」の力が低下してい
ることがうかがえる。ただし，Bechara は薬物依存になってしまった結果と
して制御系の働きが弱まると考えるよりも，もともと制御系の機能が弱い人
が薬物を使うと，容易に依存状態にまで進行すると考えたほうが良いという。
制御系は成人に達するまで未発達であるため，青少年の制御系の強さを調べ
れば，薬物依存に陥る前に適切な予防介入ができると Bechara は主張する。

Ⅶ　脳科学の知見──効用と限界

　近年の分子生物学の進歩は著しく，依存の進行に伴って神経系に生じる変
化の詳細なメカニズムがわかってきた。その変化は，きっかけになっている
のが薬物であるという点を除けば，正常な記憶や行動習慣が形成されるとき
に起こるものと同じである。

　また，ヒトの脳の画像解析も進んだ。その結果，たとえば覚せい剤を長年
にわたって使ってきた人は，常に過剰なドパミンが働いているので，結果と
してドパミン受容体の数が減っていることがわかった（ダウンレギュレーショ
ンという）。脳の活動としてはむしろ低下したレベルにあり，容易なことでは
喜びや快感を感じることができなくなっているようである。

　こうした理解は，依存症が「薬物」という特異な環境に生体が適応した結

果であり，「理解不能な」「悪い」病気ではないという理解に役立つであろう。ただし，これらの知見を臨床現場でどう生かすかとなると限界も多い。私見ではそこには次のような問題がある。

1 アディクションの基礎科学的理解

　従来の研究は薬物依存を対象にしたものであり，近年問題となっている「物質によらない嗜癖（アディクション）」の理解は進んでいない。病的賭博については，診断基準が明確であることから研究報告も増えてきたが，それでもまだ萌芽的な段階である。現在のところ確実なのは，金銭に対してヒトの側坐核が活動することである（Knutson et al., 2002）。側坐核が活動したということは，ドパミンが放出されたことを示唆しているが，そのような生理的な（自然な）状態で放出されたドパミンが薬物で叩き出されたのと同じように依存状態を起こすかどうかは不明であり，その追究が今後の課題である。

　とはいえ，このように言ったからといって筆者が非薬物に対するアディクションが「ない」とか「それは嗜癖ではない」と主張しているわけではない。基礎科学の知見が十分に集積されなければ疾病として認められないのであれば，うつ病も存在しないと言って良いであろう。薬物依存の研究も初期は症状（行動）の観察から始まったのであり，やがて薬物に固有の効果が発見されて進歩した。まずは臨床症状のレベルでギャンブルや乱費，インターネットなどへの依存を定義するのは妥当なことである。現在は，これらに共通し，かつ固有の特性は何かを検討すべき段階に来ている。

2 アリバイとしての脳科学

　依存症は意志の問題ではなく，病気なのだという理解が進んできたように思われるが，脳科学の主張はこれに反する。欲求系と制御系のせめぎあいのところで見たように，もっともらしい神経回路を描いてみせたところで，結局その回路は，長期的な展望に立って欲求を抑える回路であり，それを鍛え

ることが大事だと主張しているのである。「ウィルパワー」と響きの良い言葉を使っても,「意志が大事である」と言っていることに変わりはない。これについて臨床家諸氏はどのような意見を持たれるであろうか?

　筆者としては二つの疑問を提示しておきたい。第1に,本当に依存症は意志の問題ではないのか?　臨床現場で行われる心理療法,たとえば動機づけ面接や認知行動療法は「意志」をターゲットにしたものではないのだろうか?　また,もしも意志の問題ではないと考えるならば,学校で行われる薬物乱用防止教育に規範意識の醸成や,薬物使用を誘われても断るアサーショントレーニングなどが含まれているのはなぜだろうか?　第2に,これは依存症に限らないが,近年,心の病気に「私のせいではない。原因は脳だったのだ」という感想が語られることが多い。かくも簡単に「私」と「脳」を別個のものと考えて良いものであろうか?　もしもこのような感想を強化するために脳科学が利用されるとしたら,当事者が脳について知る意義とは単に「私の中の他人（脳）のせいにする」ということだけなのではないだろうか?

3　歪んだ社会規範

　現在,遺伝的な素因も含めて,依存症に対する脆弱性を生物学的に解明する研究が進んでいる。これの目指すところは,発症以前の早期発見,早期介入である。そのためにはBecharaが言うように「リスクのある」集団を洗い出すことが必要になる。ここに科学的な知見と社会の規範意識の問題が混交する。たとえば,現在,薬物依存のハイリスク集団として日本に現実に存在しているのは同性愛者である（両性愛を含む）。日高の調査によると,同性と性交渉を持った男性2,062名のうち実に45％に薬物使用の経験があった(Hitaka et al., 2006)。これは異様に高い数値で,立派なハイリスク集団と言える。この集団にどのようなアプローチを取るべきなのだろうか?　DSM-III以来同性愛が精神障害の分類から消えたのは「無理やり」であった。日本社会の規範意識は現在でも異性愛中心に形成されている。彼らは建前として健常とされただけで,薬物乱用のハイリスクという形で具体的な問題があぶり

出されると，もはや健常と見なす必然性はなくなる。疫学に根拠を与える遺伝子研究や神経研究は，結局のところ同性愛を排除してきた伝統的な社会規範に根拠を与える。筆者は同性愛嫌悪からこのように言うのではない。逆に自らの同性愛傾向を自覚する一人の同性愛者として，当事者側からこのような事態に懸念を持っている。これは単なる空想ではない。たとえば「脳科学に基づく子育て」などが語られるとき，そこで唱導される「健康で健全な人間の姿」は，なぜか非常に保守的，伝統的で，研究費を出してくれる人々の世界観と奇しくも一致しているのである。

Ⅷ 結 論

心理臨床家が基礎教養として脳科学の知識を持っていることは，医療や看護の担当者と意志の疎通をはかりたいならば，悪いことではない。しかし，勉強するならば本気でやってもらいたい。本章で述べたのはほんの入り口である。中途半端な知識を身につけるぐらいなら何も知らないほうが良い。神経科学を知らなくとも，心理臨床には独自の豊かさがある。臨床家の持つ鋭敏な共感能力と柔軟な思考や，豊かな物語性への感性は医学的な治療の肌理の粗さを補って余りある。統計的な代表値に頼らない個別性の重視や，精神機能の一部ではなく全体を見る視点などは，臨床実践の現場を越えて基礎研究にも影響を与えつつある。生半可に基礎も臨床も両方知っているという人は実は何も知らず，シャトルボックスの中を往復するラットのように，一つの領域から他の領域へ，そこからまた元へと逃げ続けているだけである。

本章はこのような視点で執筆した。しばしば誤解されることだが，筆者は基礎研究の立場に立つものではあるが，基礎研究を擁護する立場から臨床実践を批判的に観測するという視点は持っていない。それは心理学というコップの中の嵐しか知らない人の誤解である。基礎心理学と臨床心理学は立脚点や展望が異なるかもしれないが，心理学が世界の中心ではない。病態の解明と治療法の確立を目指すかぎり，基礎神経科学と臨床精神医学が対立してい

るという事実はどこにもない。

　脳科学の知識が臨床実践にどのように役立つのか，あるいは役に立たないのか，真に実力のある人々の間では，専門領域を問わず，人脈にも拘泥せず，叡知を結集する用意が整いつつある。依存症の対象が薬物以外のものにも拡がったことから，今後は行動経済学や倫理学のパワーも必要になる。冒頭の言葉を繰り返すが，問題の深刻さを背景にしているなら決して喜ぶべきことではないが，依存症研究は知的刺激にあふれた領域になったのである。

謝辞

　臨床心理学の立場から長年にわたって筆者に貴重なアドバイスを与えてくれた故髙橋伸彰君（佛教大学教育学部臨床心理学科）に深く感謝する。

文献

Bechara A（2005）Decision making, impulse control and loss of willpower to resist drugs : A neurocognitive perspective. Nature Neuroscience 8 ; 1458-1463.

Everitt BJ & Wolf ME（2002）Psychomotor stimulant addiction : A neural systems perspective. The Journal of Neuroscience 22 ; 3312-3320.

Hitaka Y, Ichikawa S, Koyano J et al.（2006）Substance use and sexual behaviors of Japanese men who have sex with men : A nationwide internet survey conducted in Japan. BMC Public Health 6 ; 239.

Knutson B, Adams CM, Fong GW et al.（2002）Anticipation of increasing monetary reward selectively recruits nucleus accumbens. The Journal of Neuroscience 21 ; RC159.

Koob GF & Le Moal M（2001）Drug addiction, dysregulation of reward, and allostasis. Neuropsychopharmacology 24 ; 97-129.

Koob GF & Le Moal M（2006）Neurobiology of Addiction. New York : Academic Press, pp.69-337.

第3章

嗜好と嗜癖の狭間で

雑賀恵子

I　アディクションの定義

　社会に流通していることばとしてのアディクションを考えるとき，まずは
素朴な疑問を抱いてしまう。

　一体どこからが（病的な）依存ということになり，どこまでがいわば許容
範囲ないしはだれにでもあるかもしれない悪癖の一つだといえるのか。線引
きができるのかどうか，できるとすれば一人の人間が一体いつからアディク
ション状態になるのか。

　つまりは，アディクションの定義と使われ方である。

　アディクションといえば，アルコールや薬物に対する耽溺が思い浮かぶ。
これは，何かを摂取すること，つまり物質に対する耽溺であり，したがって
その物質の過剰摂取による身体的な影響が容易に想像されるから，病気とし
て捉えやすいだろう。

　では病気として，どのようなものがどのように医学の領域で把握されてい
るだろうか。

　WHOによる「疾病および関連保健問題の国際統計分類」（ICD）でアディ
クションや依存に関係するものについては，以下のように分類されている。
ICD-9では，中毒性精神病と依存症が明確に区別され，疾患概念で分類され

ていた。つまり，精神作用物質使用に関連する障害として，アルコール性精神病（振戦せん妄，コルサコフ精神病，他のアルコール痴呆，他のアルコール幻覚，病的酩酊，アルコール性嫉妬），薬物精神病（薬物離脱，薬物による幻覚妄想状態，病的薬物中毒），アルコール依存症候群，薬物依存（モルヒネ，バルビツール，コカイン，大麻，アンフェタミン，幻覚剤，複合性），依存のない薬物乱用（アルコール，バルビツール，タバコ，モルヒネ，大麻，コカイン，幻覚剤，アンフェタミン，抗うつ剤，その他）がそれぞれ別項目となっていたのである。

　1990年に採択（94年発効）されたICD-10では，「精神作用物質使用による精神及び行動の障害」がたてられている。その上位概念は使用薬物により分類され，アルコール，アヘン類，大麻類，鎮静剤・睡眠剤，コカイン，他の精神刺激剤，幻覚剤，タバコ，揮発性溶剤，多剤／他の物質の項目が挙げられている。さらに，これらの下位概念として臨床状態——急性中毒，有害な使用，依存症候群，離脱状態，せん妄を伴う離脱状態，精神病性障害，健忘症候群，残遺性障害及び遅発性の精神病性障害，他の精神及び行動の障害，特定不能の精神及び行動の障害——が置かれている。上記の「精神作用物質使用による精神及び行動の障害」の項目とは別に，「生理的障害及び身体的要因に関連した行動症候群」というものがあり，このなかには，摂食障害が含まれよう。さらに「成人の人格及び行動の障害」という項目には，病的賭博や放火，窃盗などがあって，これらも，アディクションに位置づけられるものだろう。

　また，2018年採択，22年発効のICD-11では，物質使用障害と嗜癖行動障害に分類され，後者の下部概念としてギャンブル障害とゲーム障害が置かれている。精神作用物質（アルコール・薬物）以外の嗜癖的行動として，食行動及び摂食障害群や，衝動制御障害（放火癖，窃盗癖），パラフィリア障害（露出，窃視，小児性愛，強制性サディズムなど）が挙げられている。

　つまり，医学の基準としても，アディクションには物質に対する依存だけではなく，行為への依存も含まれている。

　アディクションは嗜癖と訳されるが，嗜癖は，ある特定の物質や行動，人

間関係をとくに好んで，それをやめようと思ってもやめることができないで日常生活を支配されている状態，やめようと思ってもやめられない悪い習慣に耽ってしまうこと，といったことが大体の使われ方であるようである。

　その対象は，物質に対するものと，行動に対するもの，関係性に対するものに分かれている。

　麻薬性薬物や覚醒剤，向精神薬その他いわゆるドラッグ，アルコール，タバコ，さらにはチョコレートや糖質などが物質嗜癖の対象として挙げられている。これらに対しては，身体的な依存が引き起こされるとされている。

　行動に対するものとしては，ギャンブル，買い物，セックス，ケータイやスマホと略される携帯端末の利用法，インターネットやコンピュータゲーム，ダイエット，仕事，盗み，暴力などさまざまなものが対象に論じられ，過程嗜癖と呼ばれている。その行為を強迫的に繰り返すということから，過程嗜癖と名付けられていると思われる。過程嗜癖を行為嗜癖と呼ぶ場合もある。摂食障害は，ここに入れられるようである。

　また，共依存やドメスティック・バイオレンスといったものを人間関係嗜癖とすることもある。嗜癖にかかっている人をはじめとする人間関係に強迫的に依存する関係性への嗜癖をいうようである。恋愛依存やセックス依存を人間関係嗜癖に入れる場合もあるが，ICDでは明確な診断基準の対象としては，共依存などの人間関係嗜癖は取り上げられていない。

　依存とアディクション（嗜癖）は，一般には同じような意味合いで用いられている。「精神に作用する化学物質の摂取や，快感や高揚感を伴う特定の行為を繰り返し行なった結果，それらの刺激を求める抑えがたい欲求である渇望が生じ，その刺激を追い求める行動が優位となり，その刺激がないと不快な精神的，身体的症状を生じる精神的，身体的，行動的な状態」というのがWHOの提唱した依存症の概念ということであり，物質への依存，行為への依存，関係への依存と分けられているが，ここでは，分けて考えないことにしよう。

II 過剰な欲望

　ともかく，こうしてみると，ありとあらゆるものに対して，過度に傾いて欲望を抑えられないほど精神が支配され，身体的にも影響が出ているにもかかわらず対象に依存していると看做されれば，病的な状態すなわち一般的な意味での依存症やアディクションと呼ぶことができるようである。あるいは，アディクションと呼んで病的な状態であるから，本人も周りも極めてまずい状況であると位置づけられるように思われる。

　確かに，依存症に陥り，生活がある対象への依存に支配されてしまっている状況下では，本人の精神／身体の健康が害されているばかりではない。依存症のために生活の基盤も喪失してしまったり，周囲の人間も巻き込みながら関係を破壊してしまったりするのであるから，誰にとってもいい状態とは言えない。アディクションそのものばかりではなく，アディクションに至る過程も含めて，すなわちたとえばアディクションがなにかのストレスからの逃避であったような場合，本人が誰よりも苦痛を抱え込んでいるのであるし，周囲もさまざまな苦痛やひいては実害を感じている。であるから，〈正常〉な状態ではなく，病気と位置づけることによって，なんらかの医療的な処置をとったり，社会的な問題として扱うことがより容易くなるし，それが必要であろう。なによりも，本人にとってそれがどのようにどの程度自覚されるかどうかは別として，客観的にみて深刻な事態である。

　とはいえ，アディクションという言葉がさまざまなものに対して用いられているのであるから，これらの対象に接触することそのものは，違法薬物や迷惑行為を除いては，社会的に問題のあることではない。むしろ，万人に消費される商品として大きな市場が形成されており，日常絶え間なく繰り広げられる広告宣伝によってそれに接触することをかき立てられ，急かされる。言い換えれば，誰しもが対象とされるものと，日常ありふれたこととして適度に接触している。不都合があるとすれば，制御できないほど耽溺してしまうこと，過度にのめりこんでしまうことである。

アディクションが嗜癖と訳されるならば，その手前にあるのが嗜好である。その嗜好そのものは，問われることはない。

　最初の問い。

　一体どこからどこまでが許容される悪癖であって，どこから病的な嗜癖となるのか。嗜好と嗜癖の境界域にはなにがあるのか。

　話を，嗜好／嗜癖のなかでも口から摂取するものに限定していこうと思う。

　そうすると，嗜好するものは嗜好品と呼ばれることになるが，嗜好品になるものはどういうものだろう。栄養やエネルギー源として食品の持つ第一義的な機能をさして持つわけではなく，病気治療や体のバランスを保つといった効能もないのに，ときとして害になる場合さえあるにもかかわらず，手を伸ばしてしまうもの，それが嗜好品と呼ばれるものである。一般に嗜好品に類するものとしては，酒，タバコ，コーヒーや茶，チョコレートといったカフェイン含有物，菓子類，それにタバコ同様噛んだり吸引したりするカートやビンロウなどが挙げられる。カートやビンロウなどはアンフェタミン類似物質やアルカロイド系薬物を含んでおり，タバコもまた嗜好品であるのか（大量に摂取しなくても）無益で有害な物質であるのかは議論の分かれるところだろうが，文化によっては嗜好品に分類される。麻薬や覚醒剤に分類され，現在日本で禁止されているものも，時代や文化によっては，嗜好品として使用されているものは少なくない。

　ともあれ，合理的に身体にとって必要であるかどうかということでいえば，炭水化物や糖類，油分などが中心素材である菓子類以外は，必要ではないものである。菓子類も，身体に必要であるものの摂取を第一の目的に置く食事のときに口にされるのではなく，そうである場合でも食後の締めくくりとして，つまり楽しみの付け加えとして食べられる，ということを考えれば必要不可欠なものというわけではない。もし，食事の代わりとして菓子類を出したら，とくにそれが幼児子どもに対してであれば，育児の怠慢として非難されるところだろう。

　では，なにゆえ嗜好品に手を出すのか。それによって得られる陶酔や酩酊，刺激，すっとした感じ，落ち着き，気散じや気晴らし，安心，気分の高揚，

気分の鎮静，ほっとすること，気分の転換，口寂しさのなだめや舌の歓び，くつろぎや開放感，社交の手がかり……。

　つまりは，嗜好品というのは，日常の根底を保証するものからはみ出た余剰であり，日常に敷かれるべき線路から逸脱したものである。

III　「気分の変化」

　さて，アディクションに冒された人が，その対象になる物質を使用したり，対象となる行動をするのは，それによって自分が望む「気分の変化」を自分のなかに作り出したい欲求のためだ——と，クレイグ・ナッケンは書いている[註1]。アディクションの根底にあるのは，幸福感を得たいという欲求を意のままに満たそうとする渇望であり企てなのだ，と。実際，最初のごく短い時間ならそれは実現するが，アディクションは，次第に深みにはまっていくという厄介な特徴がある進行性の障害であって，ナッケンによると，はっきりと「始まった時」がある。アディクションが進行すると「気分の変化」が導く高揚感につよく魅惑される。高揚感の種類のなかでは，「覚醒感」と「飽満感」（満たされた気分に包まれて安堵するリラックス感）が大きい。

　覚醒感とは，覚醒剤やコカなどのドラッグ，あるいはアルコールなどの化学物質ばかりではなく，行動に対するアディクションでも体験するようになる。その時，抑制されない力が湧いてくるような気分になったり，自分が誰にもコントロールされない力強い存在であるかのように感じたりする——つまり，「力（権力）」への欲求に駆り立てられていることを物語っている。もちろん，それは錯覚に過ぎないし，そのように感じているまさにその時に気づかないうちに力を消耗しているので，さらに力を得ようとして対象物への依存を高めていく。そして，続行するうちに，求めていた力強い感覚とは正

[註1] クレイグ・ナッケン［玉置悟 訳］（2012）「やめられない心」——依存症の正体．講談社．

反対の不安——覚醒感によって得ている力を失うことと，本当は自分に力がないことがばれてしまうのではないかという不安——が押し寄せてくるようになり，その不安を打ち消そうとしてさらに対象の使用や行動をして悪循環に陥る。

　飽満感のほうは，それによって自分が充分に満たされ，幸福になって苦痛が消えるような気分であり，日頃その人が苦しめられている苦痛や苦悩を麻痺させてくれるものである。だが，この高揚感の後には必ず悲嘆が訪れる。時間とともに満たされたリラックス感は高揚感とともに消えていき，気分の変化はもう起こらず，最初にあった苦痛が悲嘆とともに戻ってくる。そこで満たされた感覚を取り戻そうとして対象の使用や行為の頻度が増していき，飽満感の後にはさらに大きくなった苦痛と悲嘆が戻ってくるという悪循環をきたして依存する対象に支配されてしまう。

　これが，ナッケンによるアディクションへの道のりである。特定のものや行動を精神的な安定を得ることを目的として見るようになったら，アディクションの入口にさしかかっていることになる。

　なにゆえアディクションになるかは，化学物質としての依存対象を考えた場合，神経化学的な側面や行動薬理学的な側面からの依存が形成される機序が考えられている。一方でまた，心理的な面からの説明，成育過程や家庭環境，社会環境などの側面からの分析もある。

　身体に取り入れる物質としての嗜好品は，体を保つための食事とは違う楽しみを持つものであり，余剰物として考えてよいものだから，日常からはみ出て逸脱するもの，「気分を変える」ものだ。

　タバコ，カフェイン含有物，麻薬や覚醒剤などの薬理作用を持つ物質を含む植物の原産地となるところや古い時代では，もちろん多岐にわたっているし一言では到底述べられないものの，あえて言えば長い歴史のなかで，それらの物質を飼いならしてきており，生活や重要な儀式，儀礼のなかに織り込んでいた。たとえば，コカ。原産地であるアンデス山脈地帯では，お茶として飲んだり，直接葉を口に入れて噛んだりして摂取する。ビタミンやミネラル類を補給する役割を果たしているし，覚醒作用を持つので空腹や疲労を紛

らわしたり，痛みや恐怖を緩和するものとして用いられてきた。麻薬性の植物は，幻覚をもたらすことから，予言をしたり神託を告げたりするような神儀に使われたりもする。共同体の生活のなかに深く浸透したものは，それにまつわる器具も発達し，共同体の親睦や強化や運命を委ねたりする儀式において使用の方法や形式が成立している。とてもひどく大雑把にまとめることが許されるならば，生活と生産活動が明瞭に分離されておらず，個人の生と共同体が溶け合っているような場所では，嗜好品（もっとも「嗜好品」という語は日本語に特有のものであるが）として鋭く突出してあるわけではなく，共同体の生活を支える重要な役割を果たすものとしてあるということだろう。もともと植物であるからさまざまな物質が複合していることや，また使用においては灰と混ぜたりするため化学反応を起こし，単体の化学物質としての薬理作用がストレートに発現するわけではないので，身体的依存は形成され難いと思われている。独りでこっそりと大量に摂るといった使い方もあまりしないので，個人が耽溺して依存してしまい「共同体全体の問題（社会問題）」となるということはほとんどないようだ。

　現代では，化学物質として成分抽出されたり，加工して製品化されたものを，わたしたちは利用している。わたしたちの社会でもまた，酒やタバコ，コーヒーなどのカフェイン含有物，菓子類は，日常にありふれたものであり，「気分を変える」という役割について社会的な意味づけをされたり，日常時間に決まった位置を占めていたりしている。仕事や会合の後の飲み会。これは親睦や社交としても大きな意味を持つので，参加するか否かも含めて，対人関係のスキルを要求されることもある。ちょっと一服のタバコ。仕事を中断して気分転換を図るコーヒーブレイク。お三時のお茶とお菓子。その他いろいろ。

Ⅳ　アルコール依存症と社会性

　アディクションの対象となるものは薬理的な依存性を有するものばかりではなく，あらゆるものが挙げられているので，上記のものはみな対象となりうるのであるが，依存症としてありふれており「社会問題」化しやすいのはアルコール依存症，つまり酒だろう。酒は，日本において長い歴史を持ち，生活や文化のなかに溶け込んできたものである。農耕儀礼と結びつき，神事において共食／共飲された酒は，共同体のなかでさまざまな意味を付与された。また，杯事というように，儀式において禊であったり，契約の証しないしは誓約であったりもした。こうした場合，酒に強いことは優れた資質を持つと看做されるし，逆に酒が飲めないことは不調法であり，弱く劣ったものと受け取られる。労働の疲れを癒し，安眠へと筋肉をほぐし，明日への気持ちを新たにするような意味合い，食事を美味しくしたり，口を滑らかにして家族と団欒するというような役割もこめて，一日の終わりに晩酌として嗜む酒もある。もちろん，個人的に，無為に酒を飲むということもある。

　こうして生活のなかに深く根ざし，儀礼にも社交にも重要な位置を占めてきたから，日本は飲酒に関して寛容な社会であるとされているようだ。ところが，アルコールを分解するための酵素の有無は人種によって差異があり，欧米人に比べて酒が弱いとされるアジア系である日本人は酵素を持たない人が多い。アルコールは肝臓で解毒され，アルコールの加水分解過程でアセトアルデヒドから酢酸，さらに二酸化炭素と水になるが，アセトアルデヒドは毒性が強く，悪酔いや二日酔いの原因となる。有毒なアセトアルデヒドを分解するアセトアルデヒド脱水素酵素（ALDH）はアミノ酸から構成された遺伝子多型であり，アルデヒドを速やかに代謝できるGG型，代謝能力が低いAG型，代謝能力がほとんどないAA型に分かれる。欧米系やアフリカ系はすべてGG型であり，悪酔いはしにくいが，酒に強い分それだけアルコール依存症になりやすい。AG型は酒に弱く，アルコール依存症のリスクはGG型より低いが短期間で依存症になり，アルデヒドの害に長く晒されるのでアルコー

ル関連の病気になりやすい。AA型は酒が全く飲めないタイプである。日本人は，AA型が1割内外，AG型が4割くらいだと言われている。酒に弱い人間が半数おり，欧米系やアフリカ系に比べて酒が強くないのに，非日常だけではなく日常にも酒が浸透していることになる。

　アルコール依存症になる人の割合が，時代によってどのように推移しているのか，それとも変わらず一定数あるのかは不明だが，現代ではアルコール依存症に対して厳しい眼差しが向けられていると言えよう。社会的なコストがかかるという議論などはさておき，繰り返すように，依存症は本人ばかりではなく周囲も大きな苦しみを抱えてしまうことは間違いのないことであるが，とはいえしかし，「社会」はどういう地点からアルコール依存症をみるのだろうか。

　遊びの部分，余剰に属する嗜好品は嗜む，ということばの通り，度を弁えて戯れるものであって，それを愉しめるのは自らを律して節度を保つことのできる成熟した大人であることを前提としている。そして，そうした考え方の裏には，自助努力をして「社会」のなかに自分の持ち場を確保する，その余剰としての快楽報酬がある，それが**普通**の人間が生きている**普通**の社会であるという暗黙の了解が貼り付いているのではないだろうか。個人の資質はさまざまであり，それは神なき社会にあっては世俗化した運命といったもの，**遺伝**や出自の条件などのようにある意味仕方のないものとして受け止められるが，所与の資質を自らの努力によって活かせるような教育装置や機会は社会のなかに備わっている（とされている）。そのなかでフェアに競争していくのが主体性を持った個人である。場を弁え，余剰を自主裁量で調整し管理する能力は，主体性を持った人間に備わっているべきものである——そうした近代西欧的な主体性を持った個人の自助努力による自由競争というルールで動くことを急かされ，うまくいかないと自己責任だと投げ捨てられる。一方，アルコールに弱い人が半数近くいるにもかかわらず，酒を飲むことは社会のなかに組み込まれており，酒を飲めない人間は窮屈に思われる。そしてまた，**普通**であることに強迫的な負荷がかかっているとしよう[註2]。

　そうした状況があるところでアルコール依存症になる人々に対しては，自

分で自分のことを律することができないもの，自律できなく主体性が奪われたものとして映るのではないか。**普通**であることからこぼれ落ちてしまったもの，自助努力して競争社会に参入していくことなしに，苦しいことを避けて社会から外れ，自己に閉じこもり手っ取り早く快楽報酬だけを得ようとするもの，制御することもできず主体を快楽に奪われてしまったもの，と。アルコール依存症だからそういう風にみるばかりではなく，眼差しは逆転して，アルコール依存症でなくとも社会から外れかかったり，弾き飛ばされてしまったものが飲酒をするのは，**普通**の飲酒ではなく逃避であったり，崩れ溺れていることなのだと看做しはしないか。もちろん，アルコール依存症は誰にでも起こりうることであり，むしろ高学歴エリートや社会的地位が高いとされる人でアルコール依存症になるものは少なくないということは周知であろうが，しかしその場合ストレスなどの原因に社会の焦点が当てられるのではないかと思う。

　無論，あまりにも乱暴で図式的すぎよう。

　だが，たとえば，生活保護を受けている人が飲酒をすると知れば，必要以上に非難が起こらないか。現場作業の日雇い労働者が正社員同様，労働の後で酒をあおっても垢染みた印象を持たれ，なにゆえ稼ぎの多くを酒に費やすのかと無駄な行為にみられる。あるいは，避難所になぜ，酒が配給されないのか。もちろん，日常から切り離された避難所などでは，喪失や孤独，環境の激変や生活の不便さ，人間関係など非常に多大な負荷がかかっており，依存症に陥るリスクが高いし，物資の優先順位や効率の問題，集団生活でのトラブルも予想されるから，酒の配給が難しいのはわかる。けれども，生活保護にしても，日雇い労働者にしても，避難所にしても，与えられた条件のなかで必要なことを切り詰めて行ない，快楽に身を委ねることを慎むこと，現

[註2] 美容整形を人類学の立場から分析した川添裕子によると，日本で美容整形を受ける人の多くは「きれいになること」ではなく「普通になること」を望んでおり，これは韓国と比べても際立った違いであるという（川添裕子（2013）美容整形と〈普通のわたし〉，青弓社）。

状に甘んじることなく基本的には自助努力でもって抜け出すこと，そうした
ことを暗黙に求められたり，そのような像を想像され，型押しされているの
ではないだろうか。もしかりにそういうことがあるのだとしたら，それもま
たストレスを生み出しているとも言うことができる。

V　日常と逸脱の間で

　日常からの逸脱の時間を与えるものが嗜好品とすると，日常の輪郭が確固
としていなければ逸脱の豊かさというのもない。しかしまた，余剰である嗜
好品を愉しむことによって，崩れ溶けていくような日常を引き締めたり，輪
郭を作ったりすることもあるだろう。どこからどこまでが逸脱の楽しみを享
受しており，どこからがアディクションへの入口となっていくのかについて
の心理的な面からの説明では，個人の状況とそれにどう行動するかというこ
とで個人的差異があって当然で，その意味では個人の責任に帰することもで
きよう。

　だが，たとえば惨めに崩れていく様を自己責任だと突き放すようなところ
に設定された主体性の押しつけではなく，また，先走って他者の逸脱を管理
するのでもなく，アディクションについて**社会**が考えること。

　野垂れ死ぬ自由を保障しつつ，野垂れ死なないように支える眼差しは，ど
こに設定すればいいのだろう。

文献･･･

今道裕之, 滝口直子 編著(2002)依存症の理解――〈病い〉から回復へ心性へ. アカデ
　ミア出版会.
松下正明, 牛島定信, 小山司, 三好功峰(1999)臨床精神医学講座第8巻――薬物・ア
　ルコール関連障害. 中山書店.
中本新一(2004)アルコール依存社会――アダルト・チルドレン論を超えて. 朱鷺
　書房.
清水新二(2003)アルコール関連問題の社会病理学的研究. ミネルヴァ書房.

第4章

トラウマとアディクション
問題行動の背景にあるもの

白川美也子

I　はじめに

　アディクションの背景にトラウマが存在することは，臨床現場ではすでに
よく知られるようになってきている。しかしなんらかのトラウマ体験のエピ
ソードがあってもそれにアプローチしにくいというのもまた，臨床現場での
現実である。

　トラウマが開示されて治療者・支援者が納得したとたんアディクションが
再発する。トラウマの話を聞き始めたら新たにトラウマ関連の症状が出現悪
化，さらに危険な自己破壊行動が出現する。このような体験から，一般臨床
場面，とりわけアディクションの臨床においては（本領域のなかでも先駆的
なアプローチを行う一部の治療者以外では）トラウマに触れることはどちら
かというと禁忌とされ，「パンドラの箱」扱いされてきた。

　開けたら災厄の起きるパンドラの箱，しかし物語ではその中身すべてが解
放された暁には，希望が残っていたはずである。そのようなことは可能なの
か，それとも，やはり「寝た子は起こさない＝トラウマは扱わない」方がよ
いのか。

　本章では現在のアディクション臨床の潮流から少し離れたところで，トラ

ウマ臨床を行いつつ，そのなかでアディクションの一部を扱ってきたささやかな経験から，トラウマとアディクションをより深く理解するための知見と，当事者を支えるための小さなコツをお伝えする。さらにトラウマ臨床との比較を行うことでアディクション臨床の強みを逆照射し，現在のアディクション臨床の枠組みに安全にトラウマ臨床を取り入れるためにはどうしたらいいかを提案できればと思う。

II　子ども期トラウマとアディクションの疫学

　ACE研究（Adverse Childhood Experiences：子ども時代の逆境的体験）というものがある。本研究は，米国のHMO（健康維持機構）を対象にした調査で，子ども時代の逆境的体験（①情緒的虐待，②身体的虐待，③性的虐待，④家族内での情緒的孤立，⑤ネグレクト，親のアルコール・薬物依存，医療ネグレクト，⑥両親の別居・離婚，⑦親のDVの目撃，⑧アルコール依存症者や薬物依存症者との同居，⑨家族の精神障害や自殺未遂，⑩家族の収監）の10項目中の項目数（ACEスコア）が，成人以降のさまざまな健康関連問題と相関していることを明らかにした信頼性の高い巨大研究であり，その全貌がインターネットで紹介されている〈Centers for Disease Control and Prevention, 2022 ; Adverse Childhood Experiences（ACEs), 2022〉。

　ACE研究を中心になってリードしてきたFelittiらによる総説（Felitti et al., 2013）から，ACEスコア値とアルコール依存症と薬物注射の既往がどう関連しているかを表した（図1）。

　このように子ども期の逆境体験数とアルコール依存症，物質使用歴には明白な正の相関があることがわかる。当時相関があると信じられていた，「飲酒年齢が早期であること」は単なる交絡因子であり，子ども期の逆境体験の方がアルコール依存症と深い関連があることが判明したのが本研究であった。子ども期トラウマとアディクション——この背景にどのような現象が起きているのであろうか。

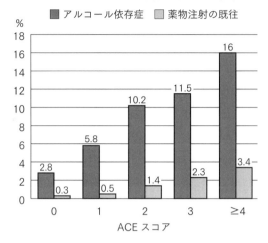

図1　ACE スコアとアルコール依存症と薬物注射の既往

Ⅲ　子ども期トラウマとアディクション
──物質依存とプロセス嗜癖双方を対象に

　トラウマというと PTSD という認識になっているが，それは臨床現場からすると単純すぎる見方である。①トラウマとなった出来事の再体験，②回避・麻痺，③過覚醒，④トラウマ後特有の認知や感情[註1]というあるトラウマ記憶の存在を基盤とした PTSD と明確に了解できる症状のみが出現するのは，「適切な養育のなかで情動調律が適切に行われ成人し，認知・行動パターンが確立した大人」のみであると私は考えている。もちろんそんな「完璧な」大人は想念のなかだけの存在である。発達過程で体験するさまざまなトラウマ──子ども期トラウマとしてはアタッチメントロスも含める──は，情動や

［註1］DSM-5 における外傷後ストレス障害の症状より。

衝動の調節障害，さらに遡ればさまざまな身体の調整の能力に影響を及ぼす。

　少し歴史を遡る。トラウマと薬物依存を代表とした嗜癖の関係の深さを，保健師としての地域支援の経験からトラウマ学習理論（Trauma Learning Theory）としてまとめあげたのがBurgessであった。Burgessは，トラウマ体験があるにもかかわらずPTSD症状を示さない臨床例が，次の2群に分けられることに気づいた（Burgess et al., 1995）。

1. 回避型（性行動回避，薬物依存［鎮静系薬剤］，身体化，抑うつ反応）
2. 攻撃型（危険な行動，反社会的行為，薬物依存［刺激系薬剤］，性行動過多）

　回避型はひきこもり系，攻撃型が非行・犯罪系と考えればわかりやすい。前者がいわゆる精神安定剤，シンナー，マリファナなどのいわゆるダウナーに，後者が覚せい剤などのいわゆるアッパーに依存する傾向がある。

　この現象の背景には，トラウマによる覚醒水準の調節障害に対する調節努力が大きく関連している。過覚醒を鎮めるためにダウナーを使用し，麻痺などによる死んだような感覚を文字通り「あげる」ためにアッパーを使用すると考えると，この2群は非常に理解しやすい。生物学的性やジェンダーにも依存した認知行動特性から，攻撃型はどちらかというと男児に，回避型はどちらかというと女児に多いが（白川，2008），女児であっても慢性反復的で強いトラウマを受けると攻撃型を呈することもあることが臨床的に観察される。

　トラウマによる過覚醒のある人が取る特徴的なパターンとして，刺激に対して一般的な反応と逆の反応をするということが見られる。まるでメチルフェニデートで落ち着くADHDの子どものように，通常ならば覚醒水準があがるような刺激で落ち着き，リラクセーションを引き起こす刺激でむしろ落ち着かなくなるのである。この神経学的特性はトラウマ・サバイバーが強度の刺激を求めることに繋がり，危険やスリルを求める認知行動パターンにも繋がり，ついには性格・行動特性として結晶化する。

過覚醒症状のなかの一つである集中困難は抑制の困難である。通常人は集中力をあげることによって周辺を抑制することが可能になり，何か一つのものに集中できるのだが，落ち着くために強度の刺激を求める個性や周辺環境と関連づけると，プロセス嗜癖の一部が説明できる。たとえばトラウマ・サバイバーがパチンコやスロットに嗜癖することがある。店内の騒々しい音，鼓舞するような激しさのある音楽が，彼らの神経系をなだめ，パチンコやスロットに集中させる。回避がそれに拍車をかける。成功体験（たくさん玉を稼ぐ，スロットが当たるなど）が報酬系にも影響し，依存が形成される。もちろん，パチンコやスロットに慣れ親しむという生育歴や環境との関係もあるが，接する機会があっても，これらの特性がなければ，失敗と成功を平等に評価でき，依存といわれるような状態にまでは至らないだろう。

　性依存，電話依存，ネット依存などの問題行動もこの過覚醒の鎮静と関係している部分がある。それに熱中しているときは，再想起が抑制され「何も考えなくてよくなる」状態が楽なのである。また，自傷による痛みや過食嘔吐などのプロセス自体に，自己治療的な側面があるという考えがあり（カンツィアン・アルバニーズ［松本 監訳］, 2013），松本はそれらのアディクション全般を「故意に自分を害する症候群」として理解し，ケアすることを提唱している（松本, 2011）。本章においてはアディクションを「故意に自分を害する症候群」すべてを総称したものとする。

Ⅳ　「自己調節システムの悪循環」
――アディクションの精神発達病理

　この「故意に自分を害する症候群」は，「他者による適切な調節がなされなかったこと＝他者による適切な自己調節能力を内在化させることができないこと」が再演された現象である。簡潔に述べると「適切な世話がなされなかったために，不適切な他者や物質や行為や環境に自らを委ねてしまう。すなわち自分の世話が上手にできないことが繰り返される状態」なのである。トラ

ウマ・サバイバーに適切なリラクセーション・スキルを心理教育する必要があるのはこの部分が大きい。

　自傷を例にとって説明しよう。

　私の観察では，自傷の最も早期のものは「抜毛」や「ひっかき」である。ある患者の連れてきた3カ月の乳児に円形のハゲがあり，乳児を観察していると実際抜毛がある。その母親の育児行動を観察していたところ，授乳時にソファのところに子どもを転がし，哺乳瓶を口に突っ込んでソファの背にたてかけ授乳している。乳児はというと苦しそうにミルクを飲んでおり，ときどき喘ぐようにするとボコッと泡があがる。通常ならば母親は哺乳瓶の乳首部をいったん固く閉めたあとにかすかに緩めることを，自然に知っているか周囲の人から教えられる。この母親の場合，それを知らず乳首部を力一杯しめているために，ものすごい努力をしないと飲めないストレス状況が続いていたのである。哺乳乳首の緩め方を教えるだけで，子どもは楽に哺乳ができるようになり，その後，抜毛は止んだ。

　この母親は決して積極的な虐待は行っていない。しかし，そのようなネグレクト的な環境全般において，子どもが自己刺激的な行動として抜毛を行っていたと考えることができる。

　発達段階のなかで次に観察される自傷は「頭打ち」である。頭打ちとは，頭を持ち上げて床にぶつけたり壁にぶつけたりする自傷行為であり，その本質は，低刺激状況における自己刺激であり，情緒的苦痛をなだめる行動である。臨床的にはDVや子ども虐待のある家庭でよくみられる。20年前は乳児院での「頭打ち」流行の相談を受けた。ある子どもが頭打ちを始めると，それを止めようとして職員が駆け寄ることが報酬となり，嗜癖化したのである。当時，個別養育の重要性が行き渡っておらず，集団養育体制のなかでアタッチメント形成がなされていなかった。暴力など積極的な虐待はなくても頭打ちが起き，頭打ちをすると職員が駆けつけるという状況から乳幼児がそれを学習してしまったのである。しかし，時間が経ち，アタッチメントを大切にした小規模養育が主流になるにつれて，このような現象はみられなくなってきている。

乳児院という特殊な状況で，母子分離そのものが深刻なトラウマになることもあるかもしれない。これはアタッチメント形成不全のみでも子どもにとってトラウマ様の悪影響を及ぼす一つの例であり，親の抑うつやマルトリートメントなども子どもにとって重大な影響を及ぼすことを示唆する。

　さらに，直接的な暴力や被害体験がある場合，自分の頬を張る（バンバン叩く）自傷，性虐待における自咬などが現れてくる。前者は暴力被害を受けた子どもに多く，攻撃者の内在化ともいえる。そして性虐待を受けた子どもは，出来事や繰り返される再体験などの強い刺激を，身体を動かさずに静かに耐えるために，自らの唇を噛んだり，激しく自分をつねったりして，その痛みで自分を保つ。このあたりになるとよりいわゆる「自傷らしく」なってくる。自傷の意味は，他者（乳幼児の場合は重要他者である養育者）に助けを求めることができない状況で，強い刺激を自らの身体に加えることによって，実際の脅威や内側の強度の強いトラウマの再体験を耐えることにある。また痛みにより交感神経の緊張があった場合はそのあとに反動的に副交感神経が緊張して一種のリラクセーションが得られること，疼痛が与えられると疼痛緩和反応としてオピオイドが分泌されることも反復をもたらす機序となる。

　成長するにつれて次第に行動様式や入手できるものにもヴァリエーションができて，さまざまな手段で一過性の快や苦痛の緩和を得ることができるようになる。より危険なものも手に入る。自己調節をしようとする努力が，かえって自己調節障害に陥る悪循環の形成である。なぜならば，成立の根本を考えれば，そこで得られる快は，「ほんとうに欲しい満足のまがいもの」でしかないからである。飲酒による酩酊，薬物依存による快感，リストカットによる死にたい気分の緩和，性依存による一過性の身体的リラクセーション……。

　彼らは物質に頼り，人に頼っているようにみえて，実際はほんとうの意味での助けを求めることができていない。松本は自傷をサインとして「気づく，つなぐ，関わる」ということを述べている（ジェイコブズほか［松本 監訳］，2011）。子ども期トラウマにより，そもそも「本質的に人に頼り自らを委ねる」という体験をしたことがない人に支援を提供することの難しさを理解して，接するのは意味深いことである。

V 複雑性PTSD／DESNOS概念と
発達性トラウマ障害概念,そしてアディクション

　前項では，自傷を一つのテーマにして，嗜癖的行動パターン形成のプロセスを，他者から適切な調節を得られなかったために，非適応的な自己調節を試みる絶望的な努力として書き出すことを試みた。

　米国のChild Traumatic Stress Networkによる子どもの複雑トラウマの研究の成果として，近年Van der Kolkが提唱しているのが発達性トラウマ障害（Developmental Trauma Disorder）という概念である（Van der Kolk, 2005）（表1）。

　この診断基準は，「トラウマのリマインダー（想起刺激）や，般化された刺激によって，トリガーをひかれたように生起するさまざまな系の調節障害（高調＝ハイパーか低調＝ハイポのどちらか）と，トラウマの衝撃を防ぐための予期的な一連の行動」というテーマを中心に設定されている。虐待を受けた子どもは，虐待体験を耐え，さらに加害する養育者に愛着しないと生存自体が困難になるというジレンマに遭遇する。そのような状況に適応してサバイバルするために歪んだプログラムが生じ，加害する養育者を離れても恐怖に陥ったり混乱したりするたびに自動的に発動し，歪んだ対人関係を繰り返す（再演や再被害）。この繰り返される悪循環が，身体・精神・行動・対人関係さまざまなところに障害をもたらしていく。

　また，この発達性トラウマ障害に先だって，Van der Kolkらが，このような2型トラウマを受けてきた成人の診断基準として提唱したのが，DESNOS（Disorders of Extreme Stress not Other Specified）概念である（Van der Kolk et al.［西澤 監訳］, 2001）（表2）。このDESNOSの質問紙は日本語に訳されて標準化されている（鈴木ほか, 2007）。

　DESNOS診断基準は，基準Aのような出来事を既往にもつ人には，(A) 感情覚醒の統御，(B) 注意や意識，(C) 身体化，(D) 人格，(E) 意味体系における変化が起きることを，低年齢からの虐待など慢性反復的な被害を受け

表1 発達性トラウマ障害 (Van der Kolk, 2005)

A基準：トラウマ暴露
1. 一つかそれ以上にわたる発達的に有害な対人関係のトラウマ（遺棄，裏切り，身体的暴力，性暴力，身体統合性への脅威，強制行為，情緒的虐待，暴力や死の目撃）に複数回にわたって慢性的に曝される。
2. 主観的な体験（激怒，裏切られ感，恐怖，服従，打ちのめされ，恥）。

B基準：トラウマ的な引き金に対して，引き起こされる繰り返される調節障害のパターン
－引き金：トリガーがあったときの調節障害（ハイパーもしくはハイポ）。変化は長く続き，意識してもその強度は減らず，ベースラインに戻らない。
- 感情
- 身体（生理学的，運動的，身体症状的）
- 行動（再演，カッティング）
- 認知（また起こるのではないかと思うこと，混乱，解離，離人）
- 関係性（まとわりつき，反抗，不信，従属）
- 自己帰属（自己嫌悪，自責）

C基準：反復される歪んだ帰属と予測
- ネガティブな自己帰属［訳注：自分のせいにして責めるなど］
- 保護してくれるケアテーカーへの不信
- 他者から保護されることの期待性の喪失
- 保護してくれる社会機関への不信
- 社会的な正義／制裁の資源の欠如
- 将来における被害化の不可避性

D基準：機能不全
- 教育
- 家族
- 仲間
- 法的
- 職業的

続けた成人の研究（DSM-IV task force）から統計的な手続きを経て導き出してきたものである。これは臨床的な観察から導き出されたHermanらの複雑性外傷後ストレス障害（ハーマン［中井 訳］，1999）とほぼ一致するものであり，子ども虐待による長期の影響の結果として，精神科臨床において日常的に散見される（白川，2006）。

　この複雑性PTSD/DESNOS症状は，DSM診断基準に組み入れられること

表2　他に特定されない極度のストレス障害（DESNOS）：診断基準の試案

A．感情覚醒の統御における変化
　　（1）慢性的な感情の制御障害
　　（2）怒りの調整困難
　　（3）自己破壊行動および自殺行動
　　（4）性的な関係の制御困難
　　（5）衝動的で危険を求める行動

B．注意や意識における変化
　　（1）健忘
　　（2）解離

C．身体化

D．慢性的な人格変化
　　（1）自己認識における変化：慢性的な罪悪感と恥辱感，自責感，自分は役に立たな
　　　　い人間だという感覚，取り返しのつかないダメージを受けているという感覚
　　（2）加害者に対する認識の変化：加害者から採り込んだ歪んだ信念，加害者の理想
　　　　化
　　（3）他者との関係の変化
　　　　（a）他者を信頼して人間関係を維持することができないこと
　　　　（b）再び被害者となる傾向
　　　　（c）他者に被害を及ぼす傾向

E．意味体系における変化
　　（1）絶望感と希望の喪失
　　（2）以前の自分を支えていた信念の喪失

はなかったが，DSM-5においては主要三症状に加え，認知や感情のネガティ
ブな障害を加え，PTSDの診断基準そのものを拡大した。一方，ICDにおい
ては主要三症状に，④感情調節障害と⑤ネガティブな自己概念，⑥対人関係
障害を加えた複雑性PTSD（Hermanの提唱したものと区別するため本章では
以下CPTSDと記述する）（表3）。この④，⑤，⑥は自己組織化の障害（DSO：
Disorganized Self Organiization）と言われ，PTSDの中核症状とは質の異なる
一括りとなっている。著者はPTSDも複雑性PTSD/DENOS/CPTSDも，その
本質は調節障害であると捉えて説明している（白川，2019，2021）。中枢神
経系にトラウマ記憶という極度のストレス状態を抱えた記憶ネットワークが

表3　ICD-11によるPTSDと複雑性PTSD
〈白川（2019）を元に著者により簡略化〉

複雑性PTSD/CPTSD（ICD-11）

トラウマティックストレス障害
ゲートクライテリア：トラウマとなるストレスがあること
下記のどちらかに同定する

PTSD	複雑性PTSD/CPTSD
①再体験	①再体験
②回避	②回避
③脅威感	③脅威感
	④感情調節障害
	⑤ネガティブな自己概念
	⑥対人関係障害

残存していること，それと連動する自律神経系の調節が，ポリヴェーガル理論に示されるように交感神経系と迷走神経系腹側・背側枝に三枝により支配されていることから，ストレス時には高覚醒／ハイパー（闘争・逃走）および低覚醒／ハイポ（凍結）の二極になりやすいからである。

　このハイパーな状態にもハイポな状態も，人にとっては，一種のサバイバルモードである。その状態にあって，他者を他者と認識した上での向社会的な対人関係のなかでの調整は経験できない。物質や行為（ここにおいては他者はほんとうの意味での他者ではなくモノ扱いに近いものになる）を用いてなんとか調整を取ろうとするが，ほんとうの安心は得られない。孤立の病といわれるゆえんである。

　このように，トラウマを抱えるサバイバーがその激しい情動や衝動，生理学的過剰覚醒および過剰沈静（ハイパー，ハイポ）を物質摂取や対人関係のなかで制御しようとすれば，それはすなわち嗜癖である。アルコール，薬物，拒食・過食，自傷行為（痛みで現実感を取り戻し，血を見て落ち着く等），パチンコ，スロット，電話依存，性依存などの対人関係依存（他者に自己調節を委ね，落ち着かせてもらう），多くは安全でない他者や安全でない状況に自

らを開くことに繋がり，容易に行動化や再被害化に繋がる。このようなトラウマの関連する症例を次にお見せしたい。

VI　さまざまなアディクションの形

「自分を故意に害する症候群」の根底に流れる子ども期トラウマの課題を明確に理解してもらうために，上述の原理原則をふまえ，現在まで私がトラウマ・サバイバーの治療のなかで体験したアディクションのさまざまな成り立ちおよび回復過程を架空症例の形で呈示する。男女関係ない場合は性別を明示しない。

アルコール・向精神薬

Aさん（30代）：子ども期にDVと子ども虐待のある家庭で育ち，誰にも頼れない「言いようのない寂しさ」を抱えて育った。その後，結婚生活でも困難を抱え，パートナーとの間に空虚感を感じ不安・焦燥・不眠を来たし，アルコールに依存するようになりついには離婚。状態は改善せず，精神科受診，希死念慮が出現。処方薬を飲むと気持ちがハイになることを発見し，深夜飲酒して車を走らせるスリルと恐怖を体験するようになる。当然初診時に，「投薬はできない，大きなぬいぐるみを購入して抱いて眠るように」という私の「処方」に激怒するが，なぜかそれを実行して夜間にそれを抱いたところ「わけのわからない涙」にくれ，次第に眠れるようになる。その後，入院にて断酒，トラウマ治療を行い改善。

覚せい剤依存

Bさん（20代）：子ども期にネグレクトの家庭に育ち，中学の頃からいわゆる非行グループに入る。「そのなかだけが温かかった」と述べる。この頃にシンナー吸引を覚える。非行グループが繋がった暴力団関係者のホストに「才能を認められ」ホストの管理の仕事をすることになる。こ

の折に覚せい剤に触れ，性行為を行うときに男女双方で使うようになる。バッドトリップを契機に，被害関係妄想を来たして，精神科受診。向精神薬を使用して直後に精神症状は収まるが，フラッシュバックがあることが初めて自覚された。自助グループを利用し，最終的には非行グループでの暴行事件によるPTSD症状が自覚されるようになり，PTSD治療を行い改善。

摂食障害

Cさん（20代，女性）：DV家庭に育つ。父親が母親を殴るのを目撃して台所で固まっているのが最初の記憶である。新体操部に入部し，スタイルをよくするためにダイエットを始める。大会で優勝したときのビデオで父親が「太っているなあ」といった言葉が頭に焼き付き摂食障害を発症。大学入学後，つきあった男性にDVを受け，望まない性交を強要される。そのなかで妊娠中絶をして，さらに罪悪感が強まり，拒食がひどくなる。母親への暴言・暴力が存在した。トラウマ治療を開始し，妊娠中絶のトラウマ，父親の言葉のトラウマ，DV目撃のトラウマなどをEMDRで処理する。拒食は収まるがやせたい気持ちは変わらず，希死念慮が強まる。徹底的な支持のなかで母親との関係改善を行い，次第に落ち着きを取り戻す。また思いやりのある彼との間の安定的な関係ができたことで回復する。

性嗜癖衝動（性依存の強度の強いタイプ）

Dさん（20代，女性）：父親は不在がちで，母親からは身体的虐待を受けていた。3歳時近所の公園で「おじさん」と知り合い，次第に親しく話をするようになるが，その男性は性虐待加害者であった。加害者のつれてきた他の男性から映像を撮られる被害も受ける。中学までは成績優秀な「真面目ないい子」だったが，高校入学後，ネットで相手を探す援助交際を開始する。「援交」をするとしばらくは落ち着くが，その後死にたい気分が強まり，再び自傷的に援助交際をすることを繰り返した。

認知行動療法的アプローチを開始。性嗜癖衝動が起きたときの一連の状況を共に振り返り，男性に好意を持たれたと感じたり，自己嫌悪が起きたりした瞬間に，性嗜癖衝動〈「セックスをしなければならない」（DESNOSの症状にある）〉が起きることを自覚できるようになる。援助交際を続けながら自己モニタリングも続けたところ，性行為のときに嫌悪感があることが自覚できるようになり，次第に危険な性関係をもつことはなくなった。

　このように複雑なトラウマをもつケースには，単なるトラウマ治療だけでは及ばない。トラウマが神経系に及ぼす「強度への傾きや指向」，親を気遣う役割逆転で偽成熟を呼んだアダルト・チルドレン的な性質，実際には自分自身で自分をコントロールできていないからこそコントロール感を求め，自己コントロールしようとしたりコントロールできる他者を探したりすることから生じる共依存，心からの信頼の下に人を頼ることを学んでいないために関係性のなかで問題解決することができないこと，トラウマ記憶から来る内的な刺激強度が強いために外界に対する気づきが少ないこと……など，多くの課題がある。
　複雑なトラウマが背景にある嗜癖者に対しては，私はこれらすべての課題をもつことによるジレンマを共感的に理解して，心理教育を行っていく。単に嗜癖行動を制止すれば，別の問題行動や症状にシンドロームシフトするだけである。嗜癖をすぐに止めなくて良いことを保証し，より破壊性の少ない行為で自己統御できるような能力を育てていくことを推奨していく。トラウマ処理を行った多くのケースでアディクションの再発がないのが臨床経過における特徴である。一方で，感情的な苦痛が増さないように，トラウマ処理の時期や準備には細心の注意を払っている。

VII アディクション症治療とトラウマ治療

しかし，嗜癖問題の専門家には，このようなトラウマ臨床側から見たケース記述と対応だけではとても甘いと思われるのではないだろうかという思いが私にはある。実際アディクションの病像を複雑にするのは，この「調節不全をコントロールしようする努力が，悪循環的にコントロール不能に陥る」プロセスが，家族のなかで発展し，物質使用やそれを可能にする環境，対人関係との複雑な相互作用が生じ，症状維持を可能にする強固な「環境」が形成されることなどである。

たとえばアルコール依存の場合，アルコール問題があるからこそその関係性（共依存であってもストロークがある状態）が維持されている。共依存はある意味，バウンダリーを越えさせられることによって起き，これが子ども時代の再演と理解することができる。共依存関係においては，ネグレクトによって生じた「『もっと欲しい』という衝動に対して適切な制限＝バウンダリーがない状態」が再演されているといえないだろうか。

さて，表4は，アルコール依存症治療者の古典といわれる今道の教科書（今道，2005）から，精神療法の要点をまとめたものである。その紙背にあるのは，依存症の底に透けて見える人格形成期からの多面的な問題を，自らの課題として乗り越えさせる人間的なアプローチである。

今道の記述にはトラウマもトラウマ処理という文字も出てこない。しかし，いくつもの否認を打ち破り自己理解に至るプロセスや，家族療法や集団療法，アルコホリクス・アノニマス（AA）における棚卸しの集団療法的なプロセスのなかに，トラウマが自然に浄化されていく何かがあるのではないかと思えてならない。

一方，かつて私はこのような複雑なトラウマを抱えた虐待サバイバーに5〜10分の診療を行わなければならない治療者が，さしたるトラウマ処理の技法を使わず，心理教育的なアプローチで緩やかに回復にたどり着くことができるためにはどのようにしたらよいか考え次のようなステップを考案した（白

表4　アルコール依存症の精神療法・集団療法プロセス
〈今道（2005）より筆者作成〉

---

(1) 信頼関係の確立：もっぱら受容的に訴えや生活歴に耳を傾ける。身体面での関心を
　　尊重
(2) 病識の獲得と自己洞察：第1の否認（飲酒問題存在の否認），第2の否認（飲酒その
　　もの以外——家族関係，対人関係，人格の問題など——の否認）を乗り越える
(3) 動機付けの深化：「みせかけの動機」を洞察し，具体的な事柄から真の問題「飲酒の
　　背後にある精神依存性や未成熟な人格の改善」を治療目標とし，自己の人間的成長
　　のための断酒に目覚める
(4) 断酒継続の難しさの認識——自助グループへの導入：新しい人間関係のなかで強い
　　飲酒欲求と時にはスリップを体験することで洞察が生まれる
(5) 危機介入：再飲酒危機の予防
(6) ロゴセラピー：断酒実践が健康回復や生活手段のみならず深い生命の意味の発見に
　　至る。治療者は単なる技術提供のみ行うのではなく，人生における個人の独自性，
　　状況の真の一回性を認識し，人間の態度価値を重視する

川，2009）。①生育歴を聴取把握する，②虐待事実を把握する，③現在の被
害（加害）と安全の程度を把握し，再外傷を防ぐ，④生活の水準を把握し，
生活支援をする，⑤複雑なトラウマによる症候を認識し，包括的に理解する，
⑥PTSDの出現に対処する，⑦心理教育で悪循環を減らし，良い循環を生み
出す，⑧短時間の面接における工夫，である。このステップの留意点は，ど
う生活や人生を破綻させないように安全を守った上で，自己理解に導くかと
いうことである。

　トラウマを専門とする私のアプローチは，本人や周囲を壊さないようにな
んとか支えながら，心理教育による自己理解や，外傷性記憶の処理で直接ト
ラウマ記憶の浄化を試みる。一方，一般的なアディクション・アプローチは，
家族療法や集団療法，コミュニティ・アプローチを併用しつつ，患者を中心
に長年かけてできあがった周囲の構造をまず解毒する。次第に治療者や自助
における「先行くもの」がより安全な依存の対象となり，さらに患者の成長
と共に，その関係性が健全化していき，問題行動が収まっていくという構造
をもつのではないだろうか。

異論はあるかもしれないが，起きていることは私から見れば，実は同じである。人を信じることができる，人と繋がることができる，自らの足で立つことができる，という一連の幸福な成長発達の流れを，再度達成しようとしていることに間違いはないだろう。トラウマ記憶をもつことによって生じる世界観（投影や再演）を元から断つのか，関係性を通して本人の世界観をじわじわと変容させるのか，という方向性の違いなのである。

　このような意味でも，アディクション・アプローチにおいて家族や仲間との共依存関係に気づき，治療者との関係性が形成され，かつ自助グループへの絆が生じた時点で，安全を第一に据えた上でトラウマ処理を治療に導入するのは決して誤りではないと私は考える。

　アディクションの根底に親子関係あるいは社会的関係性の問題があることは明白であろう。すなわち，子ども期の複雑なトラウマ——家族という社会的ヒエラルキーの最小単位に損傷あるいは課題があったのである。課題の根本は，依存と自立（親への依存から自立にむかう過程に応じて生じた課題）や，境界線（どこまでが自分でどこからが他人か）をめぐる葛藤である。

　自らの力で自己調節を行えないものが物や人のなかに作り上げる嗜癖的な関係，支配とコントロールの内的・外的双方におけるせめぎあい。アディクションの世界では，本来健全で適切な境界線をもって養育されていれば可能になるはずの相互性があり互恵性があるコミュニケーションが，トラウマ記憶によって翳り，支配とコントロールによって濁りを帯びている。

　これをどう浄化していくのか。その作業にはそうなった成り立ちを深く見つめる心痛む長い作業が必要になる。そのためには，アディクションの領域においても，問題行動の背景にある子ども期トラウマの性質を知り，心理教育的理解を促すこと，可能であれば，トラウマ記憶の処理をすることは，大きな助けになるだろう。また，さらに心理的治療のみならず，アロマセラピーやフラワーエッセンスなど相補代替療法の分野にも，いわゆる「依存症的思考」の解毒に効能のあるアプローチがあることも付記しておきたい。

Ⅷ　おわりに──アディクション治療者の魅力について

　トラウマ治療を行い始めて，それに習熟してきたときに，私は一般精神医学の治療者と一種の壁ができてしまった気持ちになったことがある。「見方が徹底的に異なる」からである。「できたもの」を見る精神科一般診断と，その「でき方」（プロセス）を見るトラウマアプローチはかなり相容れない。

　一方，個人的な出会いの範囲のなかで，嗜癖問題や依存症を専門とする治療者には，そのような違和感がなぜかない。彼らは患者の体験から「トラウマてんこもり」の世界を熟知している。トラウマ処理を行わずして，どうしてあの難しい患者に回復をもたらすことができるのだろう。観察を続けた私は，そのような卓越した治療者の多くが「どうしようもない」ものに対する一種の温かい諦念と，それと同時にその人の段階に合わせた無理をさせない気遣いに満ちたサポート，そして多面的問題把握能力および対処能力をもちあわせていることが多いのに気づいた。それは困難な子育てを行う練れた苦労人のやさしさと毅然とした強さのようなものである。

　アディクションや複雑なトラウマという底知れぬ闇のようなものに立ち向かう私たちに，人として生きる喜びをもたらす光が舞い降りる。

謝辞 ⋯⋯
　国立精神・神経医療研究センター松本俊彦先生，兵庫教育大学大学院野田哲朗先生，赤城高原ホスピタル松本功先生，アスク・ヒューマン・ケア今成知美様のご示唆ご教示に感謝します。

文献 ⋯⋯
Adverse Childhood Experiences（ACEs）(2022) https://www.cdc.gov/violence prevention/aces/index.html［2022年1月24日閲覧］
Burgess AW, Hartman CR et al.（1995）Biology of memory of childhood trauma. J Psychosoc Nurs Ment Health Serv 33-3；16-26.
Centers for Disease Control and Prevention（2022）https://www.cdc.gov［2022年1月24日閲覧］

Felitti VJ et al. (2013) The relationship of adverse childhood experiences to adult medical disease, psychiatric disorders and sexual behavior : Implication for healthcare. In : RA Lanius, E Vermetten & C Pain(Eds.)The Impact of Early Life Trauma on Health and Disease : The Hidden Epidemic. Cambridge University Press.

J・L・ハーマン［中井久夫 訳］(1999)心的外傷と回復. みすず書房.

今道裕之(2005)アルコール依存症──関連疾患の臨床と治療. 創造出版.

D・ジェイコブズ，B・ウォルシュほか［松本俊彦 監訳］(2010)学校における自傷予防──「自傷のサイン」プログラム実施マニュアル. 金剛出版.

E・J・カンツィアン，M・J・アルバニーズ［松本俊彦 監訳］(2013)人はなぜ依存症になるのか──自己治療としてのアディクション. 星和書店.

松本俊彦(2011)アディクションとしての自傷──「故意に自分の健康を害する」行動の精神病理. 星和書店.

白川美也子(2006)子ども虐待による長期の影響. 治療67-2 ; 3200-3207.

白川美也子(2008)ジェンダーとトラウマ. 子どものPTSDとトラウマ反応の性差──トラウマ脆弱性形成の重要因子として. トラウマティック・ストレス6-2 ; 173-190.

白川美也子(2009)虐待サバイバーのメンタルヘルス. In:小西聖子 編:犯罪被害者のメンタルヘルス. 誠信書房.

白川美也子監修(2019)トラウマのことがわかる本──生きづらさを軽くするためにできること. 講談社.

白川美也子(2021)複雑性PTSDにおけるアンメットメディカルニーズ. 精神科39-4 ; 416-423.

鈴木志帆, 森田展彰, 白川美也子ほか(2007)SIDES(Structured Interview for Disorders of Extreme Stress)日本語版の標準化. 精神神経学雑誌109-1 ; 9-29.

Van der Kolk BA(2005)Developmental Trauma Disorder. Psychiatric Annals, pp.401-408.

Van der Kolk BA, McFarlane AC & Weisaeth L(1996)Traumatic Stress: The Effects of Overwhelming Experience on Mind, Body, And Society. Guilford Press. (西澤哲 監訳(2001)トラウマティック・ストレス. 誠信書房.)

第5章

人が行動を変えるとき
動機づけ面接

岡嶋美代

Ⅰ　はじめに

　薬物療法で解決しないアディクションの問題は心理士にとっての「新たな
ビジネスチャンス」らしい（松本，2013）。一方，多くの心理士にとってみ
れば，「そう言われても簡単に飛びつくわけにはいかない」「アディクション
の臨床は手ごわい人が多い」という印象を持つだろう。犯罪として処罰され
るとわかっている行動をやめられない，財産や健康，家族をも失ってしまう
とわかっている行動を制御できない人たちを相手にすることは，うつや不安
を主なターゲットにしている心理士にとってみれば，触れたくない領域かも
しれない。
　しかし，「わかっているのにやめられない」というフレーズは強迫症の臨床
でもよく使われる言葉である。洗うことや確認することに依存して，安心・
安全を求める行動は強迫儀式依存症とも言い換えることができる。本章では
強迫症の行動療法を専門とする筆者が，それをどのように応用するのかを紹
介する。副題とした「動機づけ面接」は人を行動変容へと誘うカウンセリン
グ技術でもあるので，併せて述べてみたい。

Ⅱ 強迫性の有無について

　強迫症は他の不安症やうつ病との併存が多いことは知られており，例えば反復性大うつ病性障害の診断基準を満たすものは54.1%，特定の恐怖症は30.7%，パニック症は20.8%との報告がある（Nestadt et al., 2001）。筆者の臨床例を見てみると，不安症や大うつ病性障害で長期経過の症例には必ずといっていいほど，強迫的な特徴を見出すことができる。一般的にも反復性大うつ病性障害患者に，"後悔や反省の思考パターン"の繰り返しがあることは知られており，「反芻思考」と呼ばれているが，これは言い換えると思考の強迫である。パニック症やPTSD，物質依存においても思考の強迫はしばしば見られるが，見落とされている可能性がある。

　見落とすと何が困るかというと，治療方針が変わる。例えば，特定の恐怖症はエクスポージャー療法で直接的に恐怖に対峙するという単純な方法で治すことができるが，不潔恐怖で洗浄強迫になっている強迫症では，不潔なものに対峙させるだけでなく，対峙させた後に生じる手洗い行為を妨害する必要がある。これをエクスポージャーと儀式妨害（Exposure and Ritual Prevention : ERP）と呼び，強迫症においては薬物療法よりも効果が高い。この技法をパニック症患者に当てはめてみると，強迫性がない事例であれば，内部感覚エクスポージャー療法（岡嶋・原井，2008）のみで寛解に至らせることが可能だが，身体感覚や状況への回避が強く，回避している間に考え込みという心のなかの強迫行為（儀式）を行っている例では，そのことを指摘し，考え込みに対する妨害を訓練しなければ寛解へ導くことが難しい。同様に強迫性の強い物質依存症例の場合，物質摂取という目に見える行為に対するキュー・エクスポージャーを行っただけでは，孤独や惨めさや後悔や未来の心配のような思考の強迫を妨害できないため，抑うつ感が増すこととなる。このようにアディクションと呼ばれる状態も強迫性の有無の視点から捉えアプローチを変えると，長期化した例でも解決の糸口が得られるだろう。

Ⅲ　人が行動を変えなければならないとき

　人が行動を変えるにはそれなりの必要性や理由がある。ただし，それが合理的であるとは限らない。そうしたいという欲求や能力を自覚していることもあるだろう。ただし，その自覚が正しいとは限らない。そして，変える必要性や理由，欲求，能力を十分かつ正確にわかっていて，変わるための技術や方法も知っている人が，実際に実行できるとも限らない。人が実際に行動を変えるのはどのようにしてなのだろうか？　行動を変えなければならない“何か”に迫られて，自分を変えていった人たちの例を紹介してみよう。

　Aさん（10代，男性）は以前から窃盗癖があり，親が強く叱責することで止めたようだった。ある日，数年ぶりに彼の持ち物に親が買い与えていないものがあることに気づいた。移動授業などで教室が空になるとき，しかも不用意に脱ぎ捨てられた制服を見たりすると，Aさんはドキドキして，カーっと頭が熱くなった。まるでゲームのように発見したアイテムを自分のカバンやポケットに隠すと，ドキドキは最高潮となり，そのあとはスーっと落ち着いていった。しばらくセルフモニタリングをしてもらうと，体育が終わって教室にいち早く戻ってきた限られた場面でのみ盗みをしていることがわかった。そこで代わりに，興奮性の刺激が好きなAさんにワクワクするような部活動を推奨し，アルバイトもしてもらった。それと同時に「僕は，今，“盗む”をやれない」というキーワードとアクションを練習しながら盗みたい衝動が湧いていない時間を確認していった。3カ月後には，意志を強く持とうとすることでは止まなかった盗癖はなくなった。

　Bさん（20代，女性）は子どもの頃から爪を噛んだり，さかむけをむしったりする癖があり，物心ついた頃から爪切りを使ったことがなかった。長い巻き髪で服のセンスもよくおしゃれな会社員のBさんだが，爪を伸ばすことができず，お客様にお茶を出すときに血が滲むさかむけの痕を見られるのではないかと気にしていた。そこで，さかむけに触れてもむしるのではなく，ゆっくりと撫でさする行動を練習した。また，最近流行りのネイルサロンで

爪の手入れをしてもらい，丸い爪にも似合う可愛らしいネイルアートを施してもらった。すると，爪噛み行動が激減し，無意識に噛んだとしても唇に当たった爪の感触が違うために，ハッと気づきすぐに止めることができるようになった。また「爪を噛む／皮をむしる」ではなく，「きれいな指先を眺める」という新しい行動が増えた。そして人生で初めて爪切りを自分で使う日がやってきた。

　1年前から口臭を気にして友達の前で笑うことができなくなり，学校へ行けなくなった息子を持つ母親のＣさん（40代）は，何とか彼を治してやりたいとあちこちの病院へ連れ回していた。外出するときに彼はマスクをするようになり，帰宅してもそのままマスクを外さない時間が増え，Ｃさんはその姿を見るたびにイライラして，「家ではマスクを外しなさい！」と怒鳴るようになった。相談に訪れたＣさんに助言したことは，息子がマスクを外しているときにさりげなく彼の好きな絵を一緒に描こうと声をかけたり，口を開かなくても笑顔を絶やさないようにすることであった。すなわち，息子に向き合ったときの親の行動を変え，親自身も外で楽しむことを増やすようにした。また，マスクをして話しかけられたら，聞こえにくいので何度か言葉を繰り返してもらうようにもしてもらった。その結果，息子は小さく笑うことが増え，Ｃさんがマスクを外してほしいと言わないのに自宅でマスクを外してＣさんと会話をする時間も増えていき，徐々に画材の買い物や展示会への外出がマスクなしで可能になっていった。

　Ｄちゃん（幼稚園女児）は，いつも鼻の下にかさぶたができていた。これは，鼻くそがついた顔を友だちに見られるのではないかと気にして母親についてないかと尋ねたり，自分で確かめるために鼻の下を触ったりする癖があったからだ。ある日，Ｄちゃんと母親は少し変わった約束を結んだ。それは，朝から鼻くそをほじって丸めたら，元の鼻の穴にまた押し込むこと，そして，そのまま触らずに幼稚園から戻ってきたら，ご褒美にきれいなビー玉を1個ガラス瓶に入れてもらうこと，という約束だった。Ｄちゃんは母親の用意したきれいなビー玉を見てやる気を出した。初日こそ門の前で心がくじけて丸めた鼻くそを取り出してしまったが，2日目の帰宅時には，鼻くそを自慢げ

に母親に見せることができた。小瓶にビー玉がいっぱいになったら，お寿司を食べに行くという約束も交わされていた。また，外でたくさん遊んだりよく頑張った日には特別大きなビー玉をもらうこともできて，1カ月もしないうちにガラス瓶はきれいなビー玉でいっぱいになった。その頃には鼻の下のかさぶたは跡形もなく消えていた。

Ⅳ　種々の行動変容の技法

　前述の例は学習理論に関する用語で解説することができる。各自に用いた主な技法を紹介すると，Aさんにはセルフモニタリング法と条件反射制御法（平井，2007；岡嶋，2013a），Bさんには習慣逆転法とシェイピング（Miltenberger, 2001），Cさんにはコミュニティ強化アプローチと家族訓練（Smith & Mayer, 2004），Dちゃんにはエクスポージャー＆儀式妨害（March & Mulle, 1998）とトークンエコノミー法である。これらは，私が好んで使っている行動変容技法である。セルフモニタリングはいかなる記録でもいいので，記録する習慣を身につけてもらうよう患者に合ったものを作成しサポートする。自分で自分の行動を記録し，後からその記録を見る行為によって客観的な視点を自然に手に入れることになり，これだけでも行動変容は起こりやすくなる。このように行動変容の技法の使い手は患者であるため，協働作業者としての治療者は，患者に合わせて提示できる道具を多数揃えておかなければならない。また，道具なのだから手になじむように提供の仕方を工夫する必要もある。

　これらの道具は，実験に裏付けられたさまざまな理論から作られてきた。そして症状や患者の特徴によって組み合わされ，悪癖など臨床の問題に応用されてきた。そこでは介入による独立性を明確に示すことが求められてきた。しかし，ヒトの生活は実験室のネズミのように単純ではない。人には心があり言葉があるから，認知を中心においた治療が良いとされるようになった。いわゆる第二世代の行動療法（認知療法，認知行動療法）がそれである。一

方で，このような認知療法はこだわりの少ない人には有効であるが，こだわりの強い人々には効かないことはあまり知られていない。なぜなら，より良い認知（考え）を持とうとすることは，まるで安心を得るために行われる情報収集活動であり，間違いのない完璧な生き方やより納得のいく結果を追及することにこだわり始める行動は強迫行為と機能的には同等と見なされるからである。認知を修正すれば人は行動を変えるだろうという説は，強迫性の有無によってはひっくり返されてしまう。

V　内部感覚エクスポージャーと反芻思考の妨害

　反芻思考に対する認知行動療法は，Rumination Focused Cognitive Behavior Therapy として Watkins（2009）によって発表された。これは機能分析を活用して，病的な考え込みの機能をより適応的に変化させることで問題解決を図ることを目的としたもので，うつ病以外にも，不安症など，個別の診断を超えて幅広く適用できるとされている。ここで用いられている技法の特徴は，機能分析により問題の維持要因が回避にあることに気づかせ，イメージや体験を通して考え方のパターンに介入していくものである。

　筆者も Watkins と似た構造の治療法を考案して用いている。それは診断名にこだわらずに，各自の身体感覚の回避を中心に機能分析を行い，イメージや体験を通したマインドフルネス・トレーニングによって，繰り返す思考の強迫行為を減らす方法である。また回避していた身体感覚に馴化させることによって，思考と身体感覚の条件づけを消去していこうというものである（岡嶋，2013b，2014）。

　身体感覚への馴化を促す過程を内部感覚エクスポージャー療法というが，どれほど広範に嫌悪的な条件刺激が拡散していても，各自にとってその中心をなす回避的な身体感覚は数種類しか自覚していないのが普通である。図1はパニック症患者の内部感覚の条件づけの例を示したものである。

　まず，動悸や胸部不快感を回避する身体感覚と同定し，それが生じる状況

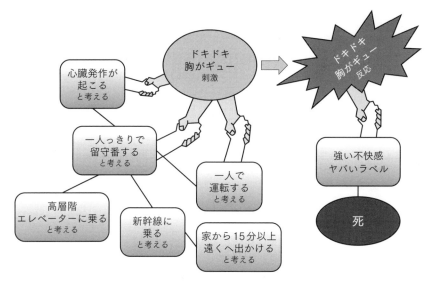

図1　内部感覚の条件づけ

を詳述してもらう。次に，同じような図を診断に関係なく作っていく。不快
感は，回避が増えるほどにその感覚に対する耐性が低下し，さらに回避が増
え悪循環となる。そこで，回避してきた内部感覚，この場合は動悸や胸部不
快感をターゲットとして，その不快感をわざと増幅させるように挑戦するこ
とで，過敏性を緩和していこうというものである。そして，このエクスポー
ジャー中に不快感と一緒に"たたずむ"ようにするために，不快感を観察し
ながら，他の感覚へも同時に注意を向ける訓練をする。具体的には，「何が見
える？」「何が聞こえる？」「私は何を感じている？」と自分自身に問いかけ
ながら，「今，ここ」にいる自分を俯瞰しつつ感じるという練習をしてもら
う。これは，注意集中と拡散の自己コントロールである。放っておくと，反
省や未来の心配についての強迫的な考え込みに集中してしまう癖を妨害し変
化させていくようにする。この取り組みを解説するだけではなく，カウンセ
リングのなかでイメージを賦活し体感してもらうようにする。先の盗癖の少

年の場合は，盗めそうなものを見た瞬間に動悸が高まり，手がけた時をピークに興奮は安堵へと変わる。パニック症の患者は内部感覚の落差を好まないが，依存症患者はより大きな落差を求めたがる。それに加えて強迫性が高い人の場合は落差の追及が度を越して，生活の破綻へとつながるような“感覚の嗜癖”が生じている。

VI　アディクションと思考の強迫の治療

1　自験例の紹介

　抑うつとアルコール依存が背景にある30代男性E氏である。完璧を求めたがる強迫症の治療を行ったあと，E氏の抑うつ感が増した。E氏は寂しさを感じることを極端に回避しアルコールを摂取していることを語った。ビールを毎日3リットル（350ml×9本）以上と焼酎やワインを混合した状態で，ビール以外は酒量の事前カウントができないほど飲んでいた。「アルコールには強いため，問題を起こしたことはない」ということだったが，仕事もせず飲酒する姿を見ても家族は暴力を恐れて責めなかった。しかし，強迫症を治した彼に浮上してきたのは，家族のなかでの居心地の悪さの問題であった。E氏は，惨めさや寂しさへの回避に向き合うことが自分の中核にある人生の課題であったことに気づいていった。

　家族が自分を必要としない，社会のつまはじき者だという考えがわくと，頭がズーンとなって胸がサワサワして酒を飲むという。この「ズーン」や「サワサワ」のことをオノマトペと言うが，頭重感や胸部不快感などという言葉を使うよりも，患者の訴えを共有しやすくなり共感性が高まる。また，患者が言い訳をすることが減り関係性を築くのに効果的であるので，筆者は回避している内部感覚をオノマトペを使って尋ね，その感覚への過敏性を治療のターゲットとしている（田中ほか，2015）。回避している感覚を捉えられたら，「ズーンやサワサワ感を増強させるような行動療法」を提案する。具体的

には，自分が誰からも理解されないと思ったままでいることや，わざと決してこうは思われたくないというキーワード「嫌われ者」「粗大生ゴミ」などを考え，それを書いた紙に自分の名前を書いてみたりした。

2 認知的回避の妨害

　このような行動療法を行うときには，「実際に言われたわけじゃない」とか「先生も治療でやっているだけで本気で言っているわけじゃない」などと認知的回避をしやすいところを妨害する必要がある。例えば，最悪のキーワードをふざけながら唱えたり，キーワードを含んだ替え歌を作って歌ったり，寂しさや惨めさにユルユルと対峙している状態から離れないようにする。そしてポジティブな方向（何かを成し遂げられる"ただものではない私"への幻想）へ回避しようとする思考と拮抗させるようにしなければならない。E氏に提案した自宅での課題は，「ズーンやサワサワしながらも草むしり」「サワサワしながら，家族と共にテレビを観たり談話する」「同級生に会う」「昼間，近所をうろうろする」「考えごとや体調チェックは動きながら行う」などである。セルフモニタリングでチェックしてもらったところ，1カ月後には，家族との会話が増え，近所の人と遭うことを回避することはなくなり，体調チェックのこだわりが減って，課題の達成率は67％であった。

3 瞑想と条件反射制御法

　エクスポージャー療法はそれ自体で恐怖や嫌悪対象への感度を変化させる働きがあるが，暇な時間を考え込みに使わないようマネジメントするために，E氏にその他の課題を教示した。まず，気持ちのいい川の景色をイメージしてもらい，しばらくその川を平静な思いで眺めたあと，例えば「嫌われ者」と書いた紙が川を流れてきても，そのまま呼吸や体の感覚変化とともに観察し続けるという瞑想課題や，「僕は今，酒を飲めない」というキーワードとアクション（以下，KWA）（例：「私は」で胸に左手を当て，「今」で左手グー，

「酒を」で親指一本立てて，「飲めない」で左手でパーを膝に置く）を設定するという条件反射制御法の第1ステージのみを行った。E氏はこの方法を訓練したことにより，寂しさを怒りやイライラとして他者にぶつけていた衝動的な表現が減り，酒量もビールは3分の1に減った。

　条件反射制御法を少しだけ解説すると，2005年より我が国の薬物依存症の臨床で開発されたもので（平井，2007），パブロフの条件づけ理論に基づき考案された4つのステージからなるパッケージ療法である。これを筆者なりに咀嚼して第1ステージのみを用いて，さまざまな衝動制御に用いている（岡嶋，2013a）。第1ステージは，負の刺激設定段階と呼ばれ，先のようなKWAを条件づけていく過程である。行動変容の標的となる衝動行為と，それを引き起こすような刺激があるとき，刺激性制御訓練（ある刺激を受けてもその後に何も生じないという"負の刺激"を形成する訓練）を行うことである。衝動的な反応が到来しない時間が一定時間訪れるという意味をもたせた刺激が負の刺激（KWA）である。これを20分以上の間隔をあけながら，1日20回以上を目標に毎日続け，累積1,000回以上を目指してもらう。これは，刺激反応連鎖の随伴性を直接コントロールできるようにしていく。

VII　行動療法を知ることが必要なわけ

　ここまで行動変容技法と強迫性の有無に関する治療のパラダイムについて簡単に述べてきた。それは動機づけ面接を行うにあたって基本的な背景として持っておいてほしいと考えたからである。筆者は動機づけ面接を行動療法のためのカウンセリングと捉えている。症状を維持させている回避行動を減らしたり，悪癖を治したりといった新しい行動を形成するにあたっての葛藤がない患者に対しては，この技術を用いることが必須ではないかもしれない。一方で，患者をエクスポージャー療法に誘うことができないとか，患者に使いやすいように技法を提供できないと悩むような治療者にとっては，即戦力となるカウンセリング技術である。

「今までのやり方を変えることと，今までのやり方を変える必要がない理由を証明することのどちらかを選びなさいと言われたら，ほとんどの人は証明のほうを選ぶ」という経済学者の言葉がある。多くの人にとって，つらい現状であっても維持するほうが楽であり，変化を志向することは苦なのである。そのような苦を患者に与えようとしているという自覚がないまま課題を提示してもうまくいかない。こんなにつらいことにあえて挑戦したり続けたりしたいわけは何だろう，こんなにつらいことをやり遂げられそうと思う自信や理由はどこにあるのだろう，こんなつらいことをする必要性って何だろうなどと，動機づけ面接のチェンジトークと呼ばれる行動変容につながる言葉を引き出すような型通りの質問をしていくだけでも，人は変わりたい意欲が高まる。

　治療者自身はどうだろう。これまでの自分自身の面接スタイルを動機づけ面接スタイルへ変えることと動機づけ面接スタイルに変える必要がない理由を証明することのどちらかを選べと言われたら，ほとんどの治療者は今の自分の面接スタイルを維持するほうを選ぶ，でいいのだろうか。しかもそれが，現状維持が楽だからという理由だとしたら？

　行動変容を促す計画は，まるで屋根に登る際の梯子に似ている。用いる技法は患者が目標を達成するための梯子の枠組みを提供するものにすぎない。動機づけ面接の話術は，その段差を登る意欲を引き出したり，少し登り始めたところで出てくる恐れや迷いに伴う身体的不快感にたたずむ時間を共有することができる。行動変容技法を知らなければ，そもそも梯子をどちらの方向へ組み立てればよいのか，計画を遂行しやすくする工夫とは何かがわからないまま迷走することになるかもしれない。

Ⅷ　動機づけ面接の臨床場面

　前節で述べたとおり，動機づけ面接だけで治療が完結するわけではない。それにもかかわらず，基本的なカウンセリング技術として動機づけ面接の評価が高まってきている背景には，共感を技術として教示するエクササイズがあったり，関わりを作っていくための問いかけ方のエクササイズがあったり，基本技術を体得するエクササイズの豊富さが，他のカウンセリング技法にはない特徴だろうと考える。これらは，毎年世界中から集まる動機づけ面接のトレーナーの団体（Motivational Interviewing Network of Trainers : MINT）の年次大会や新人トレーナー研修（MINT Training of New Trainers : TNT）において，エクササイズの検討が行われ新しいエクササイズを作り上げ披露することが，トレーナーたちに常に求められ実施されているためである。一つの面接話法として確立されているのではなく，毎年エクササイズは進化し続け，話法の効果の検証が絶えず行われ，動機づけ面接治療整合性尺度（Motivational Interviewing Treatment Integrity : MITI）などの動機づけ面接技術の評価基準（原井，2012）はマイナーチェンジを繰り返している。Interviewingという -ing（現在進行形）に進化し続ける面接技術という意味合いが込められている。まだ話法として完成形ではないために，動機づけ面接に「法」をつけないようにしているのである。

　他方，動機づけ面接という日本語が持つイメージは，治療介入への導入初期に使われると思われがちであるが，むしろ葛藤が生じるのが想定内であるエクスポージャー療法中にこそ使い勝手のよい話法である。ここでE氏とのイメージ・エクスポージャー場面の逐語を提示してみよう。「嫌われ者」「粗大生ゴミ」と書いたA4用紙に自分の名前を書いてみるよう指示する場面である。（以下，O：岡嶋，P：患者）

　　O1　：ここに見たくない文字が書いてありますよね。
　　P1　：そうですね。マジマジと見せられるとちょっと……

O2：ちょっと，やめてくれって感じ……

P2：はあ，喜んで見たくはないですね。

O3：そうですよね，では，ここにお名前を書いてみてください。

P3：え？　ここに書くんですか。うわー，この言葉の横にですか？

O4：嫌ですよねえ……

P4：書かなきゃいけないんですよね？

O5：どうしたらいいと思う？

P5：うーん……

O6：ここに名前を書いたら，本当に嫌われ者になるような感じ？

P6：はあ。

O7：自分の名前が汚れてしまって，なんかもう取り返しがつかなくなるような感じ？

P7：そこまではないですけど……（書きながら）いい気持ちじゃないですね。

O8：いい気持ちじゃないっていうのは……

P8：何か，こう，ホントに惨めっていうか。

O9：そう，惨めで，自分のなかにあった自信みたいなものがしぼんでいく感じ？

P9：うん。もともと，そんなになかったのに，もっとなくなっていくような……

O10：そう。寂しい感じですよね。胸にすきま風がサワサワするような，そして頭がズーンとなるような……

P10：はい……

O11：そのまま，じーっとその感じを胸から広がっていくその感じを味わってみてください。

P11：……（うなずく）

O12：呼吸とともに少しずつ変わっていくのがわかりますよね。

P12：……少し暖かくなってきました。

O13：そう，暖かい感じがしてきて，サワサワしていた穴みたいなもの

がしぼんでいく感じですかね。

　P 13：はあ，それに何か緊張してたのが緩むっていうか。

　この逐語では言語化されていない患者の気持ちを丁寧に聞き返しながら，エクスポージャーの進み具合を治療者が確認しているのがわかる。意味がわからないことは言い換えたり，エクスポージャー中の不快感を増幅させたりするために治療者が思いつく言葉を並べたりしている。惨めさや寂しさを抱えて生きていくのはつらいものであるが，E氏の場合，肥大化した自己像を等身大に変えるようにしたことで，惨めさやそれに伴う怒りを回避する必要もなくなることに気づいていった。結果的にそこへ到達したのであるが，最初から面接者が動機づけようとしたわけではない。患者は回避していたことへの受け入れができるようになると，向かうべき未来が見えてくるのである。

IX　人が行動を変えるとき

　カウンセリングはいつもこのような言葉で始まる。「どんなお困りのことがあって，このカウンセリングを受けようと？」「生活のどこが変わったら，このカウンセリングを受けてよかったと思えるでしょう？」と。そして，終了5分前に，「ここまでの話をお聞きになって，これから自分がどんなことをすれば症状がよくなるのか，何か具体的なことをイメージできましたか？」と尋ねる。多くの人は「避けてはいけないことがわかった」と言い，面接が終わってから今夜にかけて，また明朝から変えていきたいと思う行動をリストアップしてセルフモニタリング用紙を作って会話は終了する。1カ月後，目標とした行動のどこかに○をつけて持ってくる人は多い。「"リバウンドしないダイエット"と一緒でほんの少し，わからない程度に変わり続けるのが一番です。でも，こうして記録してもらうことで，やったことを確認できると変わりつつあるなあと安心しますよね」などと是認する。人が行動を変えるときは，意外とすんなりとやってくるようである。

文献

原井宏明(2012)動機づけ面接治療整合性尺度 第3.0版 日本語版(MITI3.0J). In:方法としての動機づけ面接——面接によって人と関わるすべての人のために. 岩崎学術出版社, pp.227-254.

平井慎二(2007)条件反射による物質再摂取促進と遮断. 日本アルコール精神医学会雑誌 14 ; 27-34.

March JS & Muule K（1998）OCD in Children and Adolescents : A Cognitive-Behavioral Treatment Manual. (原井弘明, 岡嶋美代訳(2008)認知行動療法による子どもの強迫性障害治療プログラム——OCDをやっつけろ! 岩崎学術出版社.)

松本俊彦(2013)アディクション——精神医学の鬼っ子. 臨床心理学 13 ; 435-443.

Miltenberger RG（2001）Behavior Modification Principles and Procedures 2nd Ed. Wadsworth. (園山繁樹ほか訳(2006)行動変容法入門. 二瓶社.)

Nestadt G, Samuels J, Riddle MA, Liang KY, Bienvenu OJ, Hoehn-Saric R, Grados M & Cullen B（2001）The relationship between obsessive-compulsive disorder and anxiety and affective disorders : Results from the Johns Hopkins OCD Family Study. Psychological Medicine 31 ; 481-487.

岡嶋美代(2013a)条件反射制御法による強迫性障害の衝動制御の有効性について. 条件反射制御法研究 1 ; 42-51.

岡嶋美代(2013b)吐き気恐怖に対する行動療法. In:貝谷久宣 監修, 野呂浩史 編:嘔吐恐怖症. 金剛出版, pp.173-191.

岡嶋美代(2014)ERPを強迫性障害からすべての不安障害に適用する. In:神村栄一 編:認知行動療法実践レッスン——エキスパートに学ぶ12の極意. 金剛出版, pp.53-68.

岡嶋美代, 原井宏明(2008)個人認知行動療法——パニック発作に対する内部感覚エクスポージャー. In:熊野宏昭, 久保木富房 編:パニック障害ハンドブック——治療ガイドラインと診療の実際. 医学書院, pp.75-101.

Smith JE & Mayer RJ（2004）Motivating Substance Abusers to Enter Treatment. Guilford Press.(境泉洋ほか監訳(2012)CRAFT依存症患者への治療動機づけ——家族と治療者のためのプログラムとマニュアル. 金剛出版.)

田中恒彦, 岡嶋美代, 小松孝徳(2015)不安障害治療における行動療法でオノマトペがなぜ有用か?——内部感覚エクスポージャーにオノマトペを用いた実践報告. 人工知能学会論文誌 30-1 ; 282-290.

Watkins ER（2009）Depressive rumination and co-morbidity : Evidence for brooding as a transdiagnostic process. Journal of Rational-Emotive Cognitive Behaviour Therapy 27 ; 160-175.

第6章

「力」のアディクション
封印された「恐れ」と「暴力」

藤岡淳子

I　はじめに

　筆者の専門は，非行・犯罪心理臨床であり，アディクションが直接のターゲットではないが，アディクション臨床とトラウマ臨床は，非行・犯罪臨床にとても役に立つので，というより必須アイテムなので，目を配っておくようにしている。ただし，非行・犯罪を行った者すべてにトラウマやアディクションがあるわけではないことは初めに特記しておきたい。この二つを視野に入れておかなければならないのは，薬物事犯，性犯罪，窃盗・傷害・交通事犯の一部（背景に飲酒問題があるものや窃盗癖など）である。非行・犯罪行動変化のための心理的介入プログラムが薬物事犯と性犯罪から始まったのは偶然ではないだろう。犯罪行動の背景に心理的な要因が大きい者が，それらの問題行動のある人たちのなかに，集団として存在するからであると考えている。

　アディクション臨床では，「アディクションは『病気』である」が大前提となっていて異論を唱えにくいが，筆者はずっと違和感を持ち続けている。本書の第2章で廣中直行氏が脳科学者としての立場から「本当に依存症は意志の問題ではないのか？」と疑問を呈していることを心強く感じた。筆者的に

言えば，「依存症（嗜癖）は医師（誤植ではない）の問題ではない」。物質使用の結果生じた物質関連障がいの治療は医療の問題であるが，物質使用のコントロール障がいそのものは，心理社会的問題であり，発達と教育の問題であると考えている。「気」が「病んで」いるとか，「安らか」で「ない」（disease）状態であると考えれば，「病気」と呼んでも差し支えないようなものであるし，また当事者や世間にとって「病気」とすることによって恥や抵抗感を低減することができて回復に資することがあり，加えて，第1章で松本俊彦氏が呼んでいるような「鬼っ子」であったとしても，優秀な人材と資金の豊富な医療分野に属することがこの分野の発展に貢献するという合理的な理由が，「病気」としての認定の背景にあるのであろう。どのように心理社会的問題であると考えられるのかというところから本論に入りたい。

II　否定的な感情の封印とアディクション

　筆者は，アディクションは以下のような機制で生じると考えている。成育歴のなかで，生きていれば必ず体験する否定的な感情を慰撫し，沈静化してくれる親密な関係性を体験できなかった人が，その後も否定的な感情体験を話したり，慰めてもらう対人関係を持つ術を知らないためにそうした関係を持つことができず，否定的な感情を自身のなかに封印しようとして，それをしきれずに物質や行動によって「快感」を得ることに頼るようになる。彼の内なる「喜び」や「安らぎ」を生み出す「命の泉」は枯れてしまったか，あるいは枯れかけている。彼らにとって，快感情は，選択的不注意あるいは歪められた認知によって体験されにくく，蓄積されにくい。おそらく底が抜けていて，"もっともっと"となるのであろう。それは彼らの境界線（バウンダリー）があいまいであったり，他と融合したがる（共依存）ことと同根であるように思う。

　物質による快感でも，性行動による快感でも，誰にとっても脳の快楽中枢を刺激するのであるからそれらは魅力的ではあるが，そこにはまっていく場

合は，他の快感を得る道筋が極めて限られていることが重要な前提条件であるように思う。そして，一つの経路のみに頼ることによって，ますます他の経路が閉ざされていく。得ようとして得られないので，ますます"もっともっと"と底が抜けていき，嗜癖にはまっていくことになるという悪循環が生じる。苦痛な感情をしっかりと体験すること，否定的な感情や欲求を体験していると知っても受け入れあるいは助けてくれる他者の存在を感じること，それによって否定的な感情体験に耐えつつ，それを乗り越えて快感情や快体験につながっていく経験をすること，よくなるという希望を持てること，関係性のなかで境界線をしっかり持った「自分」を作っていくことが，嗜癖から離れている，あるいは離れていく鍵であるように思う。

Ⅲ　物質への嗜癖と暴力への嗜癖が封印している感情とは？
── 「痛み」と「恐れ」

1　性暴力が封印している「恐れ」

　ただし，主として，どのような否定的感情を封印しようとしているかによって，自己の内に留まる物質への嗜癖と，他への影響を及ぼす性暴力を含む暴力に嗜癖するのかが分かれるのではないかと仮説を立てている。当初与えられたお題は，「『力』のアディクション──封印された『痛み』と『暴力』」であったが，「痛み」を「恐れ」に変更させてもらっている。飲酒・薬物などの物質への嗜癖と女性の嗜癖行動は，「痛み」の封印とみなしてよいように感じているが，男性の「力」への嗜癖の核にあるのは，「痛み」よりは「恐れ」であるように思う。そして，「力」のアディクションは，圧倒的に男性に多いと考えている。犯罪や暴力も男性のほうが多い。もちろん「恐れ」の基にあるのは「痛み」でありうるが，自分の内に留まり救助を求めやすい「痛み」に比べて，「恐れ」は，救助の拒否，他への攻撃行動につながりやすく，「力」のアディクションの大本にあるのは，「恐れ」の封印であると考えたほうが，

明確な像を結ぶように思う。

　こう考えるようになったのは，性暴力加害男性たちの刑務所内でのグループ教育とそのスーパービジョンの経験からである。性犯罪をした男性たちがグループで最初に顔を合わせたとき，そして「本当のこと」を語ることを求められたとき，彼らの多くが「恐れ」を体験しているように筆者には思える。ただ，不思議なことに他の職員たちにはそうは見えていないことも多いらしい。職員たちに見えているのは，受刑者たちのイライラ，事件のことや経歴をふくらませて「得意顔」で語る様子，家族や小さいころのこと，妻や彼女のことなど，特定の領域に触れると気色ばんだり，怒りをぶちまけたり，攻撃したりする側面である。何しろ，本人が懸命に「恐れていること」を知られまい，あるいは恐れを感じまいとしているのであるから，見えにくいのは無理もない。

　例えば，ある受刑者は超然として腕を組み，「正論」を吐く，というか正論しか吐かない。それを見て，別の受刑者が椅子を引き，反発した様子で，反論を試みる。口から出るのはあらゆるものに対しての批判と不満のみである。別の受刑者は，自慢話を延々とする。それを見て，指導者は，「まったくこの人たちは……」と呆れる。受刑者たちの態度は，いずれも「恐れている」ことを知られないためのいつものスタイルに筆者には見える。

　グループ内で「真実を語ること」の勇気が承認され，より恐れの少ない者が少しずつ真実を語りだすと，より恐れの強い者も少しずつ「出来事」あるいは「事実」を語りだす。例えば，幼いころ，母は病気で入院していて，父は酒を飲んでばかりいて構ってもらえなかったこと，「でも平気」だったこと，そのころ偶然女性の裸を見て興奮したこと，学校ではクラブ活動で活躍し，友達もいて楽しかったこと，ところがある日，ちょっとしたことからほとんど唯一本当の気持ちを話せていた人と仲違いしてしまい，固い仕事から水商売に変わってとにかく稼いで，飲んで，女遊びして，覗きから痴漢，強制わいせつと「工夫」を凝らして，新たな刺激を「開拓」していったことなどである（これらはもちろん，「ありそうな」話であって，特定の事例ではない）。語る口調は，淡々と，あるいは時に自慢げという感じであろう。

最初は，相応しい感情が表現されずとも，「『本当』のこと」を語るだけで大きな成果である。他のメンバーたちも「似ている」ことに気づき，語ることへの「恐れ」が低減し，本当のことを語りだすと，それがまた自分自身で本当のことを見るきっかけとなっていくからである。ただし，話したのに批判された，理解されなかったなど，何らかのきっかけで脅かされ，再び「恐れ」が強まると，話しても何も変わらない，ここは安心できない，「○○が悪い」と攻撃するなどのパターンが繰り返される。このあたりは，薬物に嗜癖している人たちのグループと変わらない。

　性犯罪をするとき，被害者という対象がありながら，加害者にとって相手は存在しないという印象を受ける。「被害者をモノ扱いしている」と言われる現象のもとにあると考えられるが，性暴力を振るう人は，性暴力行動によって自身にもたらすことのできる状態だけが問題なので，被害者は本当の意味で「存在していない」。筆者はこれを親密性の欠陥と考えていたが，確かにそういう面もあるものの，基本的に彼らは自己証明で必死なのかもしれないと思うようになった。

　性暴力を行った人たちから，新たな刺激を求める工夫や開拓の様子についての話を耳にする。その意味では，性暴力のうちの一定のものは，アディクションとしての特徴を備えているように思える。Edwards（1977）に倣えば，行動面の変化としては，性的刺激を求める行動の増大，社会的許容範囲を超えた逸脱的な性行動パターン，性行動の単一化があり，精神面の変化としては，性行動コントロールの障がい，渇望，頭のなかは性のことでいっぱい，そして身体面の変化として，ある性的刺激では満足できなくなり，工夫を凝らしてエスカレートする（耐性）。性暴力の治療教育プログラムに物質依存の治療で開発された再発防止モデルを取り入れたころには，性暴力を依存とみなすことへの異論もあったが，現在では不可欠な要素として，ほとんどのプログラムに組み込まれている。

2 力のアディクションの背景にある「恐れ」とは？

　性暴力を中心に述べたが，暴力としても本質は変わらないように思う。「力」を身体的なものとするのか，金力とするのか，精力とするのか，何を選ぶかはその人にとって魅力的でかつ得やすいものであるかどうかが基準となる。「呑む，打つ，買うは男の甲斐性」であり，「力」とみなされうるのである。そして，どれも嗜癖しやすいものである。飲酒酩酊によって否定的感情を麻痺させ，ギャンブルによる興奮と金，金力によって女性を従わせることによる力の感覚，自分の存在意義，核となる自分の価値を見いだせなかったときの男性が頼るものは，借り着の「力」なのであろう。一部の男性にとっては，「力」を持つことが，少なくとも記号としての自身の存在意義という幻を見させてくれるのかもしれない。

　「力」に嗜癖する男性たちは，自身の男性としてのあるいは人間としての力がないことへの「恐れ」を抱いているように感じる。彼らは，「自分は駄目な人間」「生きていていいのか」という自分の能力や存在への疑いを抱いており，自らの有能さを必死で証明しようとするかのように，金や知識や地位などを得ようと努力し，それが少しでも躓くと性的刺激への渇望が大きくなるように見える。自分が「Nothing（取るに足らない存在）」ではないことを証明しようとして，「力」を求める。

　彼らは認められるためではないと言い，自分自身の達成感・充実感のために頑張っていると主張する。しかし，社会内で実施しているグループでは，暮らしや周囲との対人関係が落ち着き，受け入れられている感覚が強まると，抑えがたかった性衝動が落ち着くことを誰もが報告するように思える。性衝動はあるが，以前のような，抑えがたい，暴力的なものではなくなったというのである。あるメンバーの言葉を借りれば，「あのころ（事件を起こしていたころ）は，自分がカプセルのなかにすっぽり入って，何も感じなかった。ただ，どうやって痴漢するかということばかり考えて，ズボンのポケットに穴を開けて，そこから手を出せるようにするなどの工夫をしていた」ということになる。彼らが口々に，「被害者のことは考えていなかった，自分の達成

感が重要だった」と述べることとも考えあわせると，感情遮断である。

　彼らは，否定的な面も含めて，ありのままの自分，本当の自分の気持ちを丸ごと認められたという体験や感じが少ないのだと感じる。ここは，他の嗜癖の人たちと変わらないように思えるが，「力」に嗜癖する人たちは，収入や地位で示される金力や権力，学歴や知識で示される知力といった，後から獲得できる，言葉を変えていえば，失うこともありうる「借り着の力」に執着する。それだけ人間としての力がないことを見透かされる恐れに脅かされており，しかもその恐れを認めることもできず封印している。恐れている人は，恐れている対象を抹殺しようとする。その対象は彼の頭のなかで膨れ上がった，「自分のすごさを認めようとしない人」なのかもしれない。

IV　自助グループと治療共同体における回復の仕組み

1　治療共同体からアルコホリクス・アノニマスの「12のステップ」

　あれこれ妄想を述べたが，筆者の関心は，アディクトの理解そのものにあるわけではなく，回復の支援にある。なぜ効くのかはわからないが，回復に効果があると専門家たちにも認められている「自助グループ」に関心を持ったのは，必然であろう。本書の第4章で白川美也子氏が，「（アルコホリクス・アノニマス（AA）のような）棚卸しの集団療法的なプロセスのなかに，トラウマが自然に浄化されていく何かがあるのではないかと思えてならない」と記載しているのを読んで，「いいね！」をつけたくなった。

　筆者の自助グループへの関心は，島根あさひ社会復帰促進センターに「治療共同体」を導入する試みからであった。これについては，藤岡・毛利（2010），藤岡（2012），藤岡（2014）などに詳しい。アメリカの治療共同体「アミティ」のワークブック "Threshold of Change" (Arbiter & Mendez, 2000) でアメリカの自助グループとしての治療共同体の歴史について学ぶうちに，治療共同体「アミティ」は「シナノン」から来ており，「シナノン」は，「ア

ルコホリクス・アノニマス（AA）」から，AAは「オクスフォード・グルー
プ」から来ていることを知った。ワークブックには，アミティ，シナノン，
AA（12ステップ），そしてオクスフォード・グループの理念（5つのC）が掲
載されているのだが，当初は何を言っているのかわからなかった。何がそん
なに大事なのか，なぜワークブックに詳しく載っているのかが解せなかった。

　たまたまAAの非当事者常任理事に就任する機会があり，AAについて学ぶ
機会を得た。AAについて知るにつれ，治療共同体がAAから受けている影響
の考えていた以上の大きさに気づいた。さらに，「12ステップ」を知るにつ
れ，「嗜癖からの回復の道筋はここに書いてある」と思うようになった。リカ
バリー・ダイナミクス（2013）の言葉を借りれば，ステップ1〜3で，「認め」
て，「信じ」て，「委ねる」。「変化の段階」の用語を使うと，ここまでが準備
段階で，ステップ4〜11は実際の行動への移し方，実行段階である。最後の
「メッセージを運ぶ」ステップ12は維持段階と言ってよいであろうか。

　ただ，12ステップも実際にはかなりわかりにくい。「神」が出てくるため
もあろうが，引っかかることも多い。AAの人たちは，「自分なりに理解した
神」であるとしてキリスト教の影響を小さくするが，その是非は別として，
AAにおけるキリスト教の影響はやはり多大なのだと思う。

　AAの創始者の一人であるビル・Wは，断酒に成功した友人の誘いでオク
スフォード・グループに参加し，飲酒問題について率直に話したり，他のア
ルコール依存症者たちに断酒を勧めることで一時的に断酒に成功した。とこ
ろが，再飲酒してしまい，自身の飲酒問題について仲間と語り合うことが断
酒の継続に不可欠であると知り，仲間を探して外科医のボブと出会い，二人
で飲酒問題について語り合うことによって断酒を達成し，これがAAの始ま
りと言われる（AA日本出版局，2002）。

2　オクスフォード・グループの「5つのC」

　オクスフォード・グループは，牧師のフランク・ブックマンによって運営
されていた。オクスフォード・グループの「5つのC」とは，Confidence（信

頼），Confession（告白），Conviction（確信），Conversion（転換），Continu-ance（継続）である。キリスト教の影響がそのまま残っていて，当初は抵抗を感じたが，12ステップのわかりにくさに比べると，「5つのC」のほうが，筋がそのまま見えてわかりやすいと思うようになった。ここに回復の指針の全てが記されていると思うようになったのである。

　まず，Confidence（信頼）である。神あるいはその代理としての聖職者への信頼があってこそ，秘密が守られると信じることができる。12ステップでは，1〜3にあたると考えられる。専門家がグループあるいは個人療法を行う際にも，まずこの「信頼」を作ることが最初の鍵となる。彼らは，「信じたい……が，信じられない」という葛藤のなかにいることが多い。個人的にはそんなに極端に「信じ」たら危ないよ，逆にそんなに極端に「信じない」のも生きづらいよ，などと思うのであるが，「信じるか，信じないか」は彼らにとっては，大きな葛藤となるようだ。それに振り回されることなく，安定し，一貫した，誠実な行動をとることがよいと感じている。「信じない」と言っているほど，内心では「信じたい」気持ちが強いことも多く，誠実に対応しているとこちらを向いてくる。グループのときは，一人でも安心できないメンバーがいると躓きとなることもあるが，島根あさひ社会復帰促進センターの回復共同体の経験からは，一度共同体ができてくると，共同体のメンバーが粘り強く，グループに招き入れてくれる。要は，自分はグループに入れないのでは，歓迎されないのではという「恐れ」が他への拒否的態度として表われることが多い。よく使う不適切な例であるが，筆者は「ゴキブリ」が恐いので，見つけると始末せずにはいられない，クモであれば恐くないので放っておく。共存できる。

　自分の反応や行動から，自分が，何をどう感じ，どう考え，どう行動しているのかに目を向けるよう促すことが不可欠である。これまで使ってきた「恐れを感じると誰かを攻撃する」行動を野放しにすると，信頼関係は築けないからである。むしろ毅然とした限界設定が必要であるし，そのほうが彼らの信頼を勝ち取ることもできると考えている。その意味で，リーダーとしては，適切な判断，的確な行動と対応などによっても「信頼」を得ることが可能で

ある。

　次いで，Confession（告白）である。ここで「ありのままの事実」を述べることの重要性はいくら強調してもし足りない。時々，刑務所内のグループでは，犯罪内容などで明らかな嘘を述べることを許容しているが，それでは何にもならないことは肝に銘じるべきであろう。話せないことは話せないとすることはありだが，話せるようになることを前提とすることが望まれる。たとえ当初は感情が伴っていなかったり，「認知の歪み」が含まれていたとしても，まずは関心と耳を傾けること，本人の思いのままに話せる場を作ることが重要である。信頼と告白（本当のことを語ること）は，それぞれを推し進める力となる。

　グループのなかで話していることが真剣に聞かれ，自身の「正直な語り」が他のメンバーに共感され，影響を与え，自分の居場所を感じると，次々と「思い出され」，繰り返し考え，語り，またさまざまな反応を聞くことによって，新たな目で自身の過去を振り返り，新たなストーリーを作っていく基盤となる。話すことは「放す」ことであり，聞くことは「効く」ことである。自身のこれまでについて出来上がっていた否定的な結果を何かのせいにするという，例えば「親に捨てられたから，自分はぐれた」といったストーリーが，「親に捨てられたからこそ，自分は人の痛みがわかる人間になれた」といった，肯定的な自分を築くうえでの試練としてのストーリーに変化していくことが見られる。これがConviction（確信）からConversion（転換）への過程である。

　「自分だけ」と思っていた孤立した状態から，似たような人々に出会い，心情に触れ，共感しあうことは，信頼と告白の過程を促進し，新たな対人関係と自己の体験となり，それが自己そのものを転換させていく。これまで思っていた自分そして人間（特に親など）ではなく，新たな自分と関係性の価値を見出し，それを自分の中心に据えて，誇りうる「自分らしさ」が形成されていく。

　とはいえ，一旦転換しても，以前の心性や習性に逆戻りしそうになることは必ずといってよいほど生じる。その際に，同じような問題で苦しんでいる

「仲間」に回復の希望（メッセージ）を運ぶことは，自分に初心を思い出させ，人とのつながりと人の役に立っているという自尊心を強化し，再発から遠ざける。Continuance（継続）である。

　たとえ専門家としてたとえば認知行動療法的介入をするとしても，この5つのCを念頭に置くことは，本人の回復をサポートするのに有効である。心理教育的にスキルや知識を教えるときも，本人の内に生じるConvictionからConversionの過程を妨害してはならない。つまり，専門家が「指導」しないほうがよい。そして，Continuanceの仕組みをプログラムに組み込むことが望まれる。

3　治療共同体で生じていること

　治療共同体では，AAやオクスフォード・グループの伝統を基盤として，共に暮らし，日常生活の役割や責任を担い，ミーティングだけの関係性よりもずっと強固な「家族」のような関係性を体験させることが可能になる。アミティでも「俺たちはFamilyだ」という言葉をしばしば耳にした。当初，筆者は違和感を抱いたが，日本的な血縁による「家族」というよりは，似たものが集まる，親しんだ間柄と考えると納得がいく。原家族で得られなかったケアとしつけをやり直し，育ち直すことのできる共同体を作ることが治療共同体の肝となる。

　グリーンバーグら（2006）は，感情スキームを変えるには，以下のようなプロセスが必要であると述べている。①共感的尊重によって対人的不安を下げ，内的体験により注意を向け，処理する容量を広げる，②注意の焦点を体験の実際の特徴に向ける，③感情記憶とエピソード記憶を喚起する，④避けてきたものと直接接触するよう励ます，⑤積極的に感情を表現し，新たな体験を作り出す，⑥「今，ここで」の対人的相互作用において，中核的自己を構成する，新たな対人的体験がなされる。これは効果的な治療共同体で起こっていることと同じであるように思える。

　回復という共通する目標を持って暮らすことは，①，②，⑥を強力に下支

えする関係性（共同体）を提供し，そのなかで③〜⑤の封印されてきた感情記憶とエピソード記憶の喚起と，積極的な感情表出が，トラウマ治療と同様の効果をもたらすと考えている。共同体を作るという本質さえ見落とさなければ，専門家一人では実現しきれない成長の場を治療共同体は提供できる。

　アディクションからの回復には，大本のアディクションに陥った機制の転換とアディクションをしている間に獲得しそびれた年齢・発達相応の社会的スキルなどの獲得との両方が必要である。共に暮らし，日常生活の役割と責任を負い，葛藤などを解決していく経験は，後者の獲得しそびれた社会的スキルの獲得にも資することができる。

　これはアメリカに限ったことではなく，日本における実践でも同様の効果が生じている。ただし，治療共同体での回復には，おそらく少なくとも6カ月間，できれば18カ月間程度の長さを要する。詳細は，藤岡（2014）を参照されたい。

　非行・犯罪臨床においても，背景にトラウマ体験や感情の封印があり，他との関係性を築くのが困難な，認知行動療法が入りにくい人たちに対して，治療共同体は有効なアプローチであると確信している。

文献

AA日本出版局(2001) 12のステップと12の伝統．AA日本ゼネラルサービス．

AA日本出版局(2002)アルコホーリクス・アノニマス．AA日本ゼネラルサービス．

Arbiter N & Mendez F（2000）Thresholds of Change. Vol. 1-3. Tucson, AZ : Extensions, LLC.(変化への入り口 第1〜3巻.島根あさひ社会復帰促進センターワークブック.)

Edward G（1977）The alcohol dependence syndrome : Usefulness of this idea. In : Edwards G & Grant M（Eds.）Alcoholism : New Knowledge and New Response. Croom Helm, pp.136-156.

藤岡淳子(2012)加害者に対する心理教育．In:前田正治, 金吉晴 編:PTSDの伝え方．誠信書房, 第12章．

藤岡淳子(2014)非行・犯罪心理臨床におけるグループの活用——治療教育の実践．誠信書房．

藤岡淳子, 毛利真弓(2010)治療共同体による薬物依存離脱プログラム——官民協働刑務所島根あさひ社会復帰促進センターの試み.こころのりんしょう à·la·carte

29-1 ; 97-101.

L・S・グリーンバーグ, L・N・ライス, R・エリオット[岩壁茂 訳](2006)感情に働きか
ける面接技法. 誠信書房.

リカバリー・ダイナミクス(2013) 12 ステップ・ガイドブック(第2版). 一般社団法人
セレニティ・プログラム.

第7章

「食」のアディクション

野間俊一

I　摂食障害と嗜癖の歴史

　「今夜はぜったいに食べない」と意を決して床に就いたものの，1時間2時間とまったく眠気が訪れず食べ物のことが頭をぐるぐると駆け巡る。ある瞬間にぷつんと糸が切れて，家族が寝静まったなか台所へと急ぎ，朝食用の食パンや残り物のおかずやお菓子なんかをありったけ口に詰め込んで，そしてトイレに駆け込む――。このような痛ましい情景を毎晩毎晩繰り返し経験する摂食障害患者は少なくない。摂食障害患者が摂食を自分で制御できず食に支配されている様子に，アルコールや薬物に依存する姿を重ね合わせてしまうのは，ごく自然なことである。

　医学領域において摂食障害は，この疾患が話題にされるようになった20世紀半ばにはまず精神分析的理解が試みられ，その後社会学的な解釈がなされ，さらに20世紀末には認知行動的な歪みという前提で認知行動療法が行われるようになり，いずれの時代においても嗜癖との関連で論じられることは多くはなかった。しかし，医学の外の世界，つまり当事者のあいだでは，とくに過食症を一つの嗜癖（アディクション）ととらえようという見方が，この疾患が知られるようになった当初より提案されてきたのである。1979年にRusselが「神経性過食症（bulimia nervosa : BN）」と命名するよりずっと以前の1960

年のアメリカですでに，アルコール依存症の自助グループ「アルコホーリク
ス・アノニマス（Alcoholics Anonimous：AA）」の流れを受けて，過食が嗜
癖であるとの前提でAAと同様の12ステップを使用した「オーバーイーター
ズ・アノニマス（Overeaters Anonimous：OA）」が設立され，1980年代前半
には日本へも導入された（野村，2013）。しかし，嗜癖モデルに基づいた12
ステップの手法による食行動改善のエビデンスが存在しないことなどから，
1980年代には「過食は嗜癖だけでは説明できない」とされ（Wilson, 2010），
やはり過食＝嗜癖という理解がそれほど注目を集めることはなかった。

　しかしその流れは，近年になって変わりつつある。さまざまな問題行動に
耽溺する人たちが増加し，そこから「嗜癖」という概念の射程が物質乱用か
らさまざまな行動へと拡大されてきた。その傾向は脳科学の発展によって裏
づけられ，ますます嗜癖への関心は高まってきている。そこで摂食障害も嗜
癖の文脈で理解しようという気運が生じているのである。

　摂食障害を嗜癖と見なすことは妥当なのか。そのような理解はどの程度有
益なのか。そもそも嗜癖とは何なのか。本章では，まず実証的なデータを手
がかりに問題を整理したうえで，筆者の臨床経験における印象を交えつつ，
摂食障害と嗜癖との関係を考えてみたい。

II　過食の症候学

　2013年にアメリカ精神医学会が発表した『精神障害の診断と統計の手引き』
（DSM-5）において，「過食性障害（むちゃ食い症）（binge eating disorder：
BED）」が精神疾患として正式に採用された。過食性障害とは，過食症状に
悩まされるが病的なやせ願望がなく，自己誘発性嘔吐や下剤乱用，過度の運
動といった体重を減少させるための代償行為が見られないため，結果的に体
重増加傾向のある摂食障害である。「過食性障害（BED）」が採用された背景
には，人口の3分の2に達するともいわれる欧米人の深刻な肥満問題がから
んでいる（Smith & Robbins, 2013）。やせ願望を中核病理とする狭義の摂食

障害に属する「神経性過食症」とは別に，肥満の原因となる食行動問題を概念化することが目論まれているのである。その病理を解明するためにあらためて注目されたのが過食と嗜癖の近縁性であり，「食物嗜癖（food addiction）」「フード・ドラッグ（food drug）」という表現まで登場した。そして嗜癖という理解は，「過食性障害（BED）」のみならず，「神経性過食症」や「神経性やせ症・過食／排出型（anorexia nervosa, binge/purging type : ANBP）」の過食にも拡大されるようになった。

　過食は嗜癖と見なしうるのかどうか，まずは症候学的に見てみたいが，その前に用語を整理しておこう（廣中，2011）。「中毒（intoxication）」とは物質の過量摂取による有害な結果を指し，「乱用（abuse）」とは中毒が生じるためすべきではないと理解しつつ物質を過量に摂取することである。「依存（dependency）」とは，物質のもつ精神的効果を体験するため，あるいは摂取の中断による苦痛を逃れるため，その物質を連続的あるいは周期的に摂取したいという強迫的欲求を伴う行動を意味する。「精神依存」とは，物質の効果を経験するためにその物質を摂取したいという欲求が存在している状態であり，「身体依存」とは，物質の効果が減弱すると病的症候〈離脱症状（withdrawal)〉が出てくる状態を指す。じつは「嗜癖（addiction）」に明確な定義はなく，中毒，乱用，依存などの概念を包括的に表す概念である。そのため，嗜癖という言葉が使われていると，それが厳密には何を指しているかをそのたびに確認しなければいけないが，一般には依存全般，とくに精神依存を指すことが多い。

　DSM-5から採用された「物質使用障害（substance use disorder）」の診断基準は，表1の通りである。物質使用障害の診断基準の記述について，「物質使用」の部分を「過食」に置き換えたうえで，神経性過食症あるいは過食性障害の患者がどれだけ物質使用障害の診断基準に合致するかを検討してみると，合致する項目は，「1．役割義務遂行が不可能」「3．社会的または対人関係の問題にもかかわらず持続」「6．はじめのつもりよりも大量に長期間行う」「7．中止や制限の努力の不成功」「8．費やされる時間が大きい」「9．社会的職業的娯楽的活動の放棄または減弱」「10．精神的身体的問題にもかかわら

表1 DSM-5における「物質使用障害」の診断基準（要旨）

臨床的に重大な障害や苦痛を引き起こす物質使用の不適応な様式で，以下の二つ（またはそれ以上）が，同じ12カ月の期間内のどこかで起こることによって示される。

1. 物質の反復的な使用の結果，仕事・学校または家庭の重大な役割義務を果たすことができなくなる
2. 身体的危険のある状況で物質を反復使用する
3. 持続的あるいは反復的な，社会的または対人関係の問題が物質の影響により引き起こされたり悪化したりしているにもかかわらず物質使用が持続
4. 耐性，以下のいずれかによって定義されるもの：
   a. 酩酊または希望の効果を得るために，著しく増大した量の物質が必要
   b. 物質の同じ量の持続使用により，著しく効果が現弱
5. 離脱，以下のいずれかによって定義されるもの
   a. その物質に特徴的な離脱症候群がある
   b. 離脱症状を軽減したり回避したりするために，同じ物質を摂取する
6. その物質をはじめのつもりよりも大量に，またはより長い期間，しばしば使用する
7. 物質を中止，または制限しようとする持続的な欲求または努力の不成功のあること
8. その物質を得るために必要な活動，物質使用，または，その作用からの回復などに費やされる時間の大きいこと
9. 物質の使用のために重要な社会的，職業的または娯楽的活動を放棄，または減弱させていること
10. 精神的または身体的問題が，その物質によって持続的または反復的に起こり，悪化しているらしいことを知っているにもかかわらず，物質使用を続けること
11. 特定の物質に対する渇望・強い欲求または衝動

ず継続」「11. 渇望，強い欲求または衝動」の8項目である。DSM-5の診断基準では2項目を満たせば診断が確定できることになっているため，「食物」を「乱用物質」と拡大解釈すれば，過食症状は十分に物質使用障害の基準を満たすことになる。

　しかし，依存一般に見られるような，反復的な物質摂取の結果同じ効果を得るためにその物質の量をどんどん増やさねばならなくなる「耐性（tolerance）」や，身体依存の特徴である，その物質がなくなると落ち着かなくなる「離脱症状」は，過食ではあまり見られない。やはり，過食が依存であると断定するのは難しい。

素朴な問題として，過食症患者は過食の際に苦痛を感じているという事実
がある。その苦痛には，自分で食事がコントロールできない無力感や体重が
増加してしまうことへの恐怖が含まれる。もちろん過食の際の感情は複雑で，
普段制限しているものが食べられるという快感や，嘔吐の際には解放感とい
う快感が混在していることもあるが，過食の本質は快感への希求ではなく無
力な衝動である。つまり過食には，快感を得るため，あるいは苦痛軽減のた
めの嗜癖行動とは別に，拒食という禁欲に対する心理的反動としての，また
栄養摂取の制限に対する身体的反動としての，意思の力を超えた衝動という
側面も並存しているように思われる。

Ⅲ　脳科学の示唆するもの

　嗜癖については，近年躍進著しい脳科学の知見が多くの示唆を与えてくれ
る。とくに過食を嗜癖と見なす根拠として持ち出されるのが，「糖質依存ラッ
ト」を用いた動物実験での知見である。ラットに糖質の間欠的な投与を数日
間続けると，過食の動物モデル「糖質依存ラット」を作ることができる
(Avena et al., 2012)。その糖質依存ラットでは，麻薬様の離脱症状，つまり
投与中断後の糖質摂取量の増加が認められたという。また脳内には，ある刺
激によって個体に快の感覚を与える「報酬系」と呼ばれる神経回路がある。
薬物依存の場合には，同一薬物の摂取によって報酬系神経回路の中心にある
「側坐核」という部分からのドーパミンの放出が大きくなることが知られてお
り，そのためにますます薬物摂取への欲求が強くなる，いわゆる「強化効果
(reinforcement effect)」が生じるといわれている。糖質依存ラットの脳にお
いても，食物摂取によって側坐核からのドーパミン放出の増加が確認された
ことから，糖質もまた依存物質になりうると主張されるようになった。
　過食症患者の脳内でも，本当に同様の変化が生じているのだろうか
(Umberg et al., 2012)。過食症患者がしばしば甘いもの，あるいは脂物ばか
りを摂取しようとするのは，糖質や脂質の摂取により強化効果が生じたため

と考えられるかもしれない。もっとも，側坐核のドーパミンが増加するのは同一物質の摂取によるのだが，実際の過食の際には食べられるものなら何でも食べる状態に陥っているため，過食を糖質や脂質に対する物質依存だけで説明するには限界がある。

　近年になって，「行動嗜癖（behavioral addiction）」あるいは「プロセス依存（process dependency）」という概念が提唱されるようになった（Karim & Chaudhri, 2012）。物質でなくても，何らかの行動や行為のプロセスが苦痛の軽減や高揚感につながるためにその行動を習慣的に反復することを，広く「嗜癖」と理解するのである。行動嗜癖には，病的賭博，セックス依存，買物癖，インターネット依存，ゲーム依存と並んで，過食も含まれると一般には理解されている。短時間に大量の食物を自分でも制御できずに摂取する過食を行動嗜癖と理解することには，たしかに大きな矛盾はない。神経性過食症患者を対象にしたある研究において，機能的核磁気共鳴画像法（functional magnetic resonance imaging : fMRI）検査で過食食物の写真を呈示する課題の際に脳内の前帯状回の活性化が認められた。これは嗜癖患者が嗜癖物質や行動を渇望する際に活性化する場所と同じであり，嗜癖特有の渇望状態は過食にも認められることになる。これは過食を嗜癖と見なすことの一つの根拠にはなりうるだろう。

　いずれにせよ，過食症患者の脳機能の研究はまだまだ始まったばかりであり，脳内での食のコントロールはきわめて複雑な構造によって成り立っているため（Ziauddeen & Fletcher, 2013），過食を単純に嗜癖と見なすことはできないだろう。

Ⅳ　アディクション親和性

　過食という症状あるいは行動を嗜癖と見なしうるかどうかはまだまだ不明の点が多いが，摂食障害患者に嗜癖傾向があることは以前より指摘されてきた。
　Harrop らの総説によると（Harrop & Marlatt, 2010），神経性やせ症と神経

性過食症の生涯有病率は，それぞれ0.5～1％と1～3％といわれているのに対して，何らかの嗜癖のある患者を対象としたいくつかの調査では，7～14％に神経性やせ症が，14％に神経性過食症が合併していた。また，摂食障害とアルコール依存症の実際の合併率は偶然並存する確率の4.4倍というデータもある。嗜癖傾向については，神経性過食症は神経性やせ症よりも強くて薬物依存患者と同等であり，神経性やせ症のなかでも過食／排出型は摂食制限型より強いという調査結果や（Speranza et al., 2012），肥満患者のうちでも過食性障害（BED）のある者はない者に比べて嗜癖傾向が強いという調査結果がある（Curtis & Davis, 2014）。

　これらの結果を見れば，過食のある人が嗜癖傾向をもっていると考えてよさそうである。一般に致死性の低い複数の自己破壊的行動が習慣化している病態を「故意に自分の健康を害する症候群（deliberate self-harm syndrome：DSH）」といい，自傷行為以外に薬物乱用，暴力・危険行為，性非行，そして摂食障害が合併しやすいという（松本，2009）。DSHのある者がこれらの問題行動を呈しやすいのは，これらの行動が自己破壊的な衝動行為で嗜癖性という共通点をもっているからではないだろうか。

　しかし，臨床の現場を見ればどうか。たしかに過食症の人には飲酒や自傷といった衝動的で嗜癖性のある行動がしばしば生じるが，そのような嗜癖行動がない過食症患者もけっして少なくはない。「過食症」でひとくくりにすると嗜癖傾向の強さが認められるが，過食症患者は必ずしも均質ではないはずである。

　ここで，臨床的視点から摂食障害患者のパーソナリティ傾向を，「反応・葛藤型」「強迫型」「衝動型」の3群に分類してみよう（表2）。「反応・葛藤型」とは，摂食障害の症状以外に大きな問題は見られず，自然な対人交流が可能なタイプである。心理的ストレスに対する反応として発症する，あるいは心理的葛藤を背景に発症するため，10代から20代前半で発症後数年までの人が多い。ただし，未治療で心理的葛藤を抱えながら10年以上経過する症例もある。認知行動療法の枠組みを使いつつ力動的なアプローチを行うことによって，数年以内という比較的短期間で回復する。「強迫型」とは，こだわりが強

表2　摂食障害患者のパーソナリティ傾向の3分類

	反応・葛藤型	強迫型	衝動型
特徴	摂食障害の症状以外に問題が少ない	こだわりが強く，強迫的な生活パターンあり	衝動性が高く，摂食障害以外に自己破壊的行為あり
病態水準	神経症圏	神経症よりやや深い摂食障害の中核群	パーソナリティ障害愛着障害
発症状況	心理的ストレスに対する反応として，あるいは心理的葛藤を背景として摂食障害が発症	達成感を得るために拒食から発症	長い拒食期を経ることなく過食嘔吐が習慣化
主な摂食障害の下位分類	神経性やせ症神経性過食症	神経性やせ症	神経性過食症神経性やせ症・過食／排出型
中心とすべき治療	力動的精神療法（認知行動療法的枠組みを併用）	認知行動療法	支持的あるいは力動的精神療法
経過	比較的短期間（数年以内）で回復	長期化する傾向あり	衝動性の鎮静とともに回復

くて生活の細部まで管理しないと気がすまないタイプで，摂食障害の中核群
である。たまたま体重が減少したことで達成感を覚え，そのまま強い肥満恐
怖が形成されて摂食障害発症に至るという経過を巡り，神経性やせ症が多い。
認知行動療法を中心に据えた治療が有効だが長期化する傾向がある。そして
三つ目が「衝動型」である。衝動性が高く，手首自傷や過量服薬などほかの
自己破壊的行為が見られるタイプである。背景に境界性パーソナリティ障害
や愛着障害が存在する。衝動行為の一つとして摂食障害が発症するため，長
い拒食期を経ることなく過食嘔吐が習慣化する。摂食障害の下位分類は，神
経性過食症か神経性やせ症・過食／排出型である。支持的精神療法で信頼関
係の確立を中心に据えた治療を継続し，衝動性が鎮静してくるとともに摂食
障害の症状も落ち着いてくる。これら3型は必ずしも明確に分かれるもので

はなく，2型にまたがるケースもある。

　嗜癖傾向が強いのは，3型のうちの「衝動型」である。激しい過食や嘔吐によって日常的に存在する苦痛の軽減を図ろうとするため，食行動異常は習慣化しやすく，精神状態が不安定になるとさらに食行動が悪化する傾向がある。逆にいえば，「反応・葛藤型」と「強迫型」には嗜癖傾向は目立たない。つまり，過食症患者に嗜癖傾向が認められたのは，過食症状が一般に嗜癖性をもつからではなく，衝動性が高く嗜癖に陥りやすいパーソナリティをもつ1群が存在するからなのである。

V　嗜癖化のプロセス

　ここまで，過食症状にはたしかに嗜癖の要素があるけれども純粋な嗜癖とはいえず，摂食障害患者のうち嗜癖傾向の強い1群が過食症状を呈することを見てきた。しかしここで，拒食にせよ過食にせよ，摂食障害症状がストレスに対する回避行動となっていることに注目しよう。

　摂食障害患者は一般に，母親と口論をした，友達から冷たくされたなど，主に対人関係上のストレスが生じた際に，食事が摂りにくくなったり過食嘔吐が激しくなったりする。その背景には，やせることで，あるいはひどく過食をすることで，自分の対人関係上の苦痛を母親や友人など身近な人に理解してほしいという自己愛が働いている。ここでいう「自己愛」とは，自己愛パーソナリティ障害に見られるような，誇大的で自己顕示性の強さにつながるものではない。摂食障害患者に一般に認められる自己愛は，他者からの評価に過敏で安心感がもてず，承認願望が強く，自己評価が低いという特徴をもっている。自己愛を「誇大性自己愛（grandiose narcissism）」と「脆弱性自己愛（vulnerable narcissism）」に二分するならば（Gordon & Dombeck, 2010），摂食障害患者は脆弱性自己愛をもっていて，自己愛の傷つきが食行動の悪化に直結しているのである。

　本章ではここまで，過食という行動が嗜癖といえるかどうかを論じてきた

が，今度は逆に，嗜癖を最大限広げて考えてみよう。嗜癖とは「その行動が
もつ精神的効果を体験するために，その行動を連続的あるいは周期的に行い
たいという強迫的欲求を伴う行動」〈廣中（2011）による「依存」の説明を
修正〉ということだったが，「強迫的欲求」が自覚できない場合を想定してそ
の記載を省いてみよう。なぜなら，摂食障害患者の多くは自分の欲求を自覚
することが苦手だからである。すなわち，「その行動はストレス状況に対して
その場凌ぎでしかなく，事態の解決のためには有効ではないにもかかわらず，
その行動がもつ直接的な精神的効果を得るために，自覚的無自覚的にその行
動を反復してしまうこと」を広義の嗜癖と理解すればどうか。過食をしてい
るときは何も考えることができないため，少なくともその時間はストレス状
況における苦痛を回避することができる。摂食制限型の神経性やせ症の場合
も，拒食が悪化すると患者の意識は自分の体格と食べ物に集中し，どうすれ
ばやせることができるかにのみ専心することになり，外的なストレスのこと
を忘れることができる。つまり，過食だけではなく拒食にも広義の嗜癖の要
素が含まれているのである。

　つまり摂食障害には，自己愛の側面と広義の嗜癖の側面があると考えるこ
とができる。そもそも自己評価が低く強迫的な人が何らかの理由で体重が減っ
たときに達成感を覚え，意識的に摂食量を制限することで摂食障害が発症す
る。発症すれば，周囲への配慮が薄くなってますます自己愛的になり，対人
ストレスにより自己愛が傷つくたびに拒食が悪化したり，その反動で生じた
過食あるいは嘔吐もまた悪化したりする。それが長期間続けば，そもそもの
対人ストレスの問題はどこかに消えてしまい，とにかく患者がストレスだと
感じることがあればすぐに拒食や過食が反射的に生じるようになってくる。
つまり，自己愛性が後景に退き嗜癖性が前面に現れてくるということになる。

VI 治療論にむけて

摂食障害に対して定型的な精神分析的精神療法が必ずしも奏功しないということは，前世紀半ばにはすでに知られていたことである。現在は認知行動療法がとりあえずの成果を上げているが，それでも長期化した症例にはけっしてうまくいくわけではない。本章で仮説的に示した，摂食障害のもつ自己愛性と嗜癖性の二重性について治療者が意識することは，治療にも何らかの示唆を与えるものと思われる。認知行動療法が有効なのは，この治療を通じて患者自身が自らの自己愛性と嗜癖性に気づくことができるためだろう。まずは嗜癖性を意識し，ストレス状況における苦痛を衝動行為で霧散させるのではなく少し抱えることができるようになることが重要であり，それができれば，少しずつ自分の自己愛と対人関係の問題にまで自然と洞察できるようになることが期待できるだろう。

嗜癖という概念は，食行動異常を含むさまざまな行動問題に対して，私たちに新たな治療的視座を与えてくれる可能性を秘めている。

文献

Avena NM, Bocarsly ME & Hoebel BG（2012）Animal models of sugar and fat bingeing : Relationship to food addiction and increased body weight. In : Kobeissy FH（Eds.）Psychiatric Disorders : Methods and Protocols, Methods in Molecular Biology. Vol.829. Berlin : Springer Science+Business Media, pp.351-365.

Curtis C & Davis C（2014）A qualitative study of binge eating and obesity from an addiction perspective. Eating Disorders 22 ; 19-32.

Gordon KH & Dombeck JJ（2010）The association between two facets of narcissism and eating disorder symptoms. Eating Behaviors 11 ; 288-292.

Harrop EN & Marlatt GA（2010）The comorbidity of substance use disorders and eating disorders in women : Prevalence, etiology and treatment. Addictive Behaviors 35 ; 392-398.

廣中直行(2011)薬物依存の神経科学. In:船橋新太郎 編:依存学ことはじめ. 晃洋書房, pp.119-165.

Karim R & Chaudhri P（2012）Behavioral addictions : An overview. Journal of Psychoactive Drugs 44-1 ; 5-17.

松本俊彦(2009)自傷行為の理解と援助――「故意に自分の健康を害する」若者たち. 日本評論社.

野村佳絵子(2013)摂食障害の自助グループ. 臨床精神医学42-5 ; 689-696.

Smith DG & Robbins TW（2013）The neurobiological underpinnings of obesity and binge eating : A rationale for adopting the food addiction model. Biological Psychiatry 73 ; 804-810.

Speranza M, Revah-Levy A, Giquel L, Loas G, Venisse J-L, Jeammet P & Corcos M（2012）An investigation of Goodman's Addictive Disorder Criteria in eating disorders. European Eating Disorders Review 20 ; 182-189.

Umberg EN, Shader RI, Hsu LKG & Greenblatt DJ（2012）From disorderd eating to addiction : The "food drug" in bulimia nervosa. Journal of Clinical Psychopharmacology 32-3 ; 376-389.

Wilson GT(2010)Eating disorders, obesity and addiction. European Eating Disorders Review 18 ; 341-351.

Ziauddeen H & Fletcher PC（2013）Is food addiction a valid and useful concept? Obesity Reviews 14 ; 19-28.

第8章

アディクションと家族

「共依存」と「AC」を超えて

信田さよ子

I　はじめに

　アルコール依存症にかかわる援助者・医療関係者が中心となっている学会や団体がいくつかある。医師を中心とした医学系に始まり，看護系，さらにソーシャルワーカーなどによるものだが，残念ながら心理系のアディクション関連の学会・研究会はいまだ組織されていないのが現状だ。その事実からアディクションと日本の臨床心理学の関係が浮かび上がる。乱暴な言い方をすれば，臨床心理学においてアディクション・依存症という言葉や定義・見立てはこれまでネグレクトされてきたのではないだろうか。筆者が『アディクションアプローチ──もうひとつの家族援助論』（信田，1999）を著してから23年の歳月が過ぎた。これまで多くの看護師やソーシャルワーカーから注目され現場で参照されてきたが，心理職の人たちからはそれほど関心を払われたわけではない。『臨床心理学』にアディクションに関する連載が登場したとき，一種の感慨を覚えたのは「やっとこの時が来た」と思ったからだ。アディクション臨床という言葉が，日本臨床心理士会や日本心理臨床学会を通して関心が払われるようになり，少しずつ定着する可能性が出てきたのである。実は，アディクションをとりまく状況はこの23年でさらに変化してい

る。本章では，1970年代末のアメリカでアディクションにかかわる援助者たちが生み出した二つの言葉を紹介し，日本における深化と独自の発展について述べる。それを通して，今後の展望を示したい。

II　アディクションアプローチの原則

前掲書（信田，1999）において，筆者はアルコール依存症にかかわる援助者が経験的に構築してきたアプローチを「アディクションアプローチ」と呼び，その特徴を次のようにまとめた。

1. 本人・家族の区別なし：誰が病理が深いか，誰が病者かを診断したり見立てるのではなく，主観的に「困っている」人を援助対象とする。
2. 愛情といわれるものの有害性を指摘：家族は愛情でつながっているという前提を疑い，「〜のために」という愛情に満ちた行為がかえって問題を悪化させる危険性を指摘する。
3. 「底つき」概念という援助不要論：援助・ケアという専門家による援助行為が，アディクションにおける底つきを阻害し，結果として回復を妨げていることを指摘する。
4. 当事者グループ（自助グループ）の力と役割：援助者が時には当事者グループに敗北することを認識する。

以上の4点を点検すれば，いわゆる臨床心理的見立てを放棄し，援助，ケア，さらには心理療法と言われる行為がむしろクライエントにとって有害になるかもしれないととらえ，当事者のグループのほうが効果においては勝るかもしれないという警告を発することになる。これらは，客観性に依拠する医療モデル的援助，専門家の権威，援助者が依拠する「ケア＝善」を超えるものである。そのラディカルさは，かつて70年代初めに精神科医や心理職を

巻き込んだ反精神医学の運動にもつらなるものであろう。そのような援助方法が，個人の精神内界や「こころ」を対象とする当時の（そして今も？）臨床心理学に受け入れられるはずはなかった。

　しかし，近年アディクション臨床という言葉が少しずつ心理臨床にかかわる人たちに受け入れられ始めたのは，内発的な動機によるものではない。いわゆるカジノ法案をめぐるギャンブル依存への注目，さらにはゲーム・ネット依存の深刻化などの外的要因によるものだろう。そのような社会的変動に呼応することを迫られるほどに心理職の役割が増大してきたともいえるが，地道にアディクション・アルコール依存症にかかわってきた心理職から生まれた変化ではなかった。

　もう一つは，認知行動療法が精神科医療において保険点数化されるに伴い，医療分野で働く心理職は認知行動療法的プログラム遂行が大きな役割になったこととつながっている。うつ病のみならず，アルコール・薬物依存症に対しても多くのプログラムが実施されるようになった。いわば精神科医療の変動に伴い，心理職への期待としてアディクションへのかかわりが増大したのである。

　このような社会的状況と医療保険制度の変化に伴い，今では心理職にはアディクションへの基礎知識やアプローチが欠かせないようになった。

III　脱医療モデルのアプローチ

　しかし，外圧によって迫られた変化は，しばしば近視眼的であり原則が軽視されがちになる。そのことを自覚していないと，次の変化が訪れたときに無原則的に時流に乗ることになりかねない。アディクションアプローチを語るとき，それに欠かせないのが「脱医療モデル」であるという視点だ。そもそも精神科医療では歓迎されず，排除されたのがアディクションであることを想起すれば，アメリカにおいて心理職やソーシャルワーカー，看護師といったコメディカルこそアディクション臨床の中心的役割を担ってきたこともう

なずけよう。そのような自負こそがアディクションにかかわるうえで必要なのであり，治療システムとして医師が責任を持っていたとしても，精神科医療においてアディクションはシステムの範疇には収まらないということも知っておくべきだろう。

　アディクションは薬物依存症のように「問題行動」として犯罪化されることで，もともと司法モデルとの近接性が強い。抗酒剤や飲酒欲求抑制剤が使用されることはあるが，その行為をやめさせるのに有効な薬物は存在しない。この事実がアディクションを医療モデルから遠ざけることになり，自助グループの役割の増大を生んだと言えよう。

IV　二つの言葉の誕生

　70年代末のアメリカにおいて，アルコール依存症の援助者たちが生み出した言葉がアダルト・チルドレン（AC）と共依存である。前者はアルコール依存症である親のもとで育った人たちを指し，後者はアルコール依存症者の配偶者（妻）のことを指していた。ともに診断的客観性をもたず，援助者の必要性から誕生したものであった。

　たとえば，統合失調症の親のもとで育った人たちを命名する必要性があっただろうか。たしかに子どもや妻は影響を受けるだろうが，本人を治療することが最優先であり，家族を対象とすることは医療の範疇外だった。家族は家族でしかなく，他の命名の必要などなかった。それどころか，現在でも家族は治療協力者としてみなされている。

　ところが，アルコール依存症は同じ疾病でありながら，本人よりも先に家族の苦しみのが表出される。つまり，援助希求は最初に家族から発せられるのが通例なのである。このような本人の治療動機の低さゆえに，家族を対象とせざるをえず，それがコメディカルの役割を高め，狭義の医療による治療の限界を露呈させたのである。こうして，アルコール依存症にかかわるコメディカルが中心となって，妻を共依存，成人した子どもたちはアダルト・チ

ルドレンと名づけられたのである。

　1980年に発表されたDSM-IIIによる変化は，操作的診断の広がりと精神科医療におけるプラグマティックな傾向の拡大を生み，一方で社会・政治的問題への関心の減少が生まれ，いわゆるポップサイコロジーが人々に受け入れられることにつながった。トラウマという言葉が大衆化し，本当の自分を見つけ自分を愛することに人々が注目するという「社会の心理学化」が顕著となり，その気運に共依存とACが連動して広がった。いわゆるAC本の多くがベストセラーになるという現象[註1]も生まれ，あらゆる問題の根幹に共依存を措定するという書籍[註2]も出版された。このように一種の流行ともいえる広がりゆえに，アダルト・チルドレンと共依存という二語に対して距離を置く研究者が存在したのも事実である。

V　日本における独自の展開──アダルト・チルドレン

　1980年代末に二つの言葉は日本に導入された。アルコール依存症に対する精神科医療の限界が指摘され，保健所や福祉事務所との連携やコメディカル中心の援助の機運が高まったことが一つの背景である。また80年代には，家族療法が注目されるようになったことも関係している。しかしもっとも大きな転換点は，1996年にいわゆるACブームと呼ばれる現象が生まれたことであろう。

　ACはAdult Children of Alcoholicsの略で，「現在の生きづらさが親との関係に起因すると認めた人」と定義される。酔った親から暴言暴力を受けたり，

[註1] Black C (1981) It Will Never Happen to Me : Growing Up with Addiction as Youngsters, Adolescents, Adults. Ballantine Books.（斎藤学 監訳（1989）私は親のようにならない──アルコホリックの子供たち．誠信書房）
[註2] Beattie M (1989) Codependent No More. Walker & Company.（村山久美子 訳（1999）共依存症──いつも他人に振りまわされる人たち．講談社）

父から母へのDVを目撃しながら育った人たちが，成人してから特有の生きづらさを抱えるようになることを明らかにした。

ACはアメリカで誕生した当時から精神科的診断の範疇外の言葉であったが，日本では大きく分けて三つの流れを生み出した。

1. ナラティヴセラピーの系譜：「私は私についての物語である」とするナラティヴセラピーは，90年代半ばから注目を集めた。ACの回復は「親の物語から自分の物語を取り戻す」ことであり，繰り返し親との関係を物語り，生育歴を変化させることを試みる。
2. トラウマサバイバーの系譜：アメリカにおけるAC論にもっとも忠実な系譜であり，本当の自分を取り戻し，トラウマから回復することを目指す。アメリカで実施されたワークや方法論などに基づいている。
3. 家族論の系譜：家族の支配構造とそこから生まれる親の加害者性・子どもの被害者性に注目する。家族愛や絆といった言葉を疑い，加害者研究が被害者の回復につながるとする。

VI　免責性(イノセンス)

以上三つの系譜のうち，筆者が3番目の立場に立っていることはいうまでもない。筆者は母親からの支配に苦しむ娘たちに関する書 [註3] をいくつか著しているが，基本になっているのは，1995年以来継続している中高年女性を対象としたアダルト・チルドレンのグループカウンセリングである。そのグループにおいては，ACという言葉は「親からの被害者性を承認する言葉」であり，言い換えれば「親の加害者性」への告発を含意している。近年明確に

[註3] 信田さよ子（2008）母が重くてたまらない——墓守娘の嘆き．春秋社／信田さよ子（2011）さよなら，お母さん——墓守娘が決断するとき．春秋社．

なってきたDV（ドメスティック・バイオレンス）の目撃が与える子どもへの影響という視点から見れば，アルコール依存症の父が酔って母を殴る光景を日常的に見ている子どもがどれほど深い影響を受けているかを，成長後に語り証言する人たちがACであると言えよう。

被害者性とは，親との関係性における子どものイノセンス（免責性）を承認することでもある。親を選んで生まれたわけではないにもかかわらず，親から暴力を受け，母の不幸の聞き手となり，結果的に親を情緒的に支え続けるという親子の役割逆転が生じる。親の不幸はすべて自分のせいではないかという自責感に苦しんできた人たちにとって，「あなたに責任はない」と伝えられることはすべての出発点なのである。イノセンスが承認されることは，親の加害責任を認めることになる。このようにACという言葉は，美しい家族イメージを転換させ，なかでも親子（特に母子）関係の幻想を破壊せずにはいないだろう。

Ⅶ　日本における独自の展開──共依存

共依存という言葉は，もともとアメリカではアルコール依存症者の妻を指す言葉だった。夫の世話を焼きケアすることで，かえってアルコール依存症を悪化させる可能性をこの言葉は指摘したのである。ACと同時期に日本に導入されたが，ブームになるほど歓迎されたわけではない。おそらく，日本においては依存が否定的なものではなく，世話を焼くことは妻の役割として肯定されてきたからだろう。家族の文脈というより，この言葉はしばしば不幸なカップル，離れたほうがいいのに離れようとしない関係のことを言いあらわし，文学作品や社会学や政治学といった文脈において用いられることが多い。

アディクション関係者は，この言葉を「ケアの有害性」を明らかにするものとして用いてきた。よきものとされるケアがなぜ有害となるのかは，イネーブリング（enabling）という言葉がよく表している。enableとは「可能にす

る」という意であるが，「助長する」ということも意味する。相手のことを思って世話・ケアをすることが，かえって状態を悪化させ問題を助長してしまうことがある。酒をやめなさいと説教すると，かえって飲酒を助長してしまうというパラドックスが生まれる。愛情という動機を結果が裏切るという逆説への注目である。この視点は援助論として独自のものであり，今日に至るまで色あせることはない。

VIII　システム論と共依存

　共依存という言葉の誕生には，システム家族論が大きくかかわっている。治療動機がない本人を対象とせず，妻を治療の対象とするという発想は，家族における夫婦サブシステムへの注目から生まれた。本人を対象として悪戦苦闘していた多くの治療関係者にとって，この発想はコペルニクス的転換にも似た希望を与えただろう。しかしながら，治療対象としての妻という視点は，言い換えれば妻を病理化することにつながる危険性を孕んでいる。そして共依存があたかも女性特有の現象であるかのように語られることは，ジェンダーの視点からしばしば批判されてきたのも事実である。

　そもそもシステム論とは，下位から上位という階梯を前提としながらも，基本的に統合を目指すものである。医療モデル的には，アルコール依存症の夫婦システムを治療することで，アルコール依存症の回復を目指すのであり，そこに関係の解散，別離という選択は想定されていない。それを問題化するのが，DVという視点である。

IX　被害者か共依存か

DVという視点は，暴力という定義に伴う価値判断を前提とする。暴力は加害・被害というパラダイムを生み出し，司法モデルに依拠する言葉である。しばしばアルコール依存症の夫は酔って妻を殴る。飲酒と暴力は不可分である。その際に，飲む夫も問題だが，傍らで世話を焼く妻も問題という「お互いさま」「夫婦は五分五分」論が生まれるが，これは，殴られる妻にも問題がある，逃げないのは共依存だからだ，という被害者有責論につながりかねない。

DV防止法が2001年に制定されたが，多くの被害女性にカウンセリングで出会いながら，共依存の特徴といわれるものは，彼女たちの長期にわたるDV被害の影響ではないかと考えるようになった。そして，2003年からアルコール・薬物依存症者の妻たちの共依存グループを，「DV被害者のグループ」と名前を変えて再スタートさせて現在に至る。

X　共依存の限定的使用

多くのDV被害者である女性たちは，娘（息子）という存在を利用して家族関係を逞しく生き延びる。母の愛という無謬性が，巧妙なケアに見せかけた支配を擁護するのだ。DV被害によって失ったものを，子どもから逆にケアされることで埋め合わせ，拘束し包み込む支配により力を得るかのようだ。これを被害者の加害者化とみることもできるが，むしろ被害とひとくくりにされているもののなかに，つまりイノセンスの承認欲求のなかに微細な支配につながる萌芽があることを見極める必要があるのではないだろうか。

筆者は，共依存を「ケアし世話をすることで対象を弱者化するという支配」と再定義している。それがもっとも顕著に表れるのが親子関係であり，共依存という言葉は親子関係に対してのみ使用し，夫婦関係に対しては用いないことにしている。

XI　個人化・病理化から力関係の注目へ

　このように，日本に導入された二語は，アメリカとは異なる展開をみせた。少なくとも筆者の運営する私設心理相談機関では，そのような展開に沿ってカウンセリングを実施している。個人の内面やこころに焦点化するのではなく，病理や症状を発見するのでもなく，家族という力関係に満ち歴史的に構築された存在のなかにクライエントを位置付けるというのが，筆者の立場である。力関係とは，ポリティカル＝政治的であることと同義である。家族は愛情や絆でつながったシステムというより，時に命を落としかねない，外的世界よりはるかに危険な場であることを多くの事例が示している。そこにおける力関係に注目しなければ，家族の安全は保たれないだろう。

　近年のDVや虐待の被害者への注目は，80年代末に日本に導入された二語に端を発していると考えるのは筆者だけだろうか。あのACブームは，親子の愛という美名に隠された虐待的経験，それを表現することさえ抑圧してきた日本の現状をあぶりだした。2008年以降に生まれた母娘問題への注目は，母親の愛情という美名に隠された支配・共依存と，母親批判がどれほどタブー化されてきたかを明らかにした。

　このように，誕生国アメリカにおいて心理学化され，個人化されるに留まった二語は，日本に導入されることで独自の展開を示したのである。

XII　おわりに

　ACと共依存の二語は，アディクションにかかわるコメディカルの人たちが生み出した先進的で独創的な言葉であることを理解していただけただろうか。しかしながら日本では，多くの人たちに受け入れられた結果，その大衆性ゆえに研究者から敬遠され，医学的客観性の乏しさゆえに臨床心理の専門家からは距離を置かれてきた。アディクションそのものが「心理」より行動

修正を，個人的アプローチよりも集団的アプローチを重視してきたし，自助グループとのつながりの深さが専門家の権威を保障しないことも理由の一つだろう。

　しかし，そもそも精神科医療においてもマージナルな存在であり続けたアディクションは，それゆえに絶えず先進的な方法論を生み出さざるをえなかったし，それを根拠づける理論構築も要請され続けてきたのである。精神科医という存在を経ずに生み出された二つの言葉も，その一つの表れだったのである。

　個人から家族へ，さらに家族システムを超える言葉として，二つの言葉は日本で深化・発展を遂げた。それは決して研究者主導で文献講読と思索とともに行われた結果ではなく，私設心理相談機関を訪れる多くのクライエントとともに，日々の臨床実践を通して到達された成果であることを強調したい。海外の文献や方法論を学ぶことを否定するわけではないが，二つの言葉が日本に導入されて30年，ここまで広がり続けたのは，多くの人たちが二つの言葉を必要としたからである。専門家が主導して「診断的」に名づけたわけではなく，当事者が二つの言葉を必要とし援助を求めたのである。

　当事者に対する敬意＝専門家の謙虚さがなければ，協働（コラボレーション）も時に専門家の免罪符として用いられかねない。二つの言葉は，アディクション臨床に欠かすことのできないものであると同時に，今後の臨床心理的援助の対象拡大，さらには医療・司法領域に対する独自性と連携を考える際に欠かせないものとなるであろう。

文献

小森康永, 野口裕二, 野村直樹 編(1999)ナラティヴ・セラピーの世界. 日本評論社.

クラウディア・ベプコ 編［斎藤学 訳］(1997)フェミニズムとアディクション——共依存セラピーを見直す. 日本評論社.

L・バンクロフト, J・G・シルバーマン［幾島幸子 訳］(2004) DV にさらされる子どもたち——加害者としての親が家族機能に及ぼす影響. 金剛出版.

春原由紀, 武蔵野大学心理臨床センター子ども相談部門(2011)子ども虐待としてのDV——母親と子どもへの心理臨床的援助のために. 星和書店.

副田義也 編(2013)シリーズ福祉社会学2 闘争性の福祉社会学. 東京大学出版会.

野口裕二(1996)アルコホリズムの社会学——アディクションと近代. 日本評論社.

信田さよ子(1996)アダルト・チルドレン完全理解——一人ひとり楽にいこう. 三五館.

信田さよ子(1999)アディクションアプローチ——もうひとつの家族援助論. 医学書院.

信田さよ子(2001)依存症. 文春新書.

信田さよ子(2007)家族は再生するのか——加害・被害の果てに. In:市野川容孝ほか編:身体をめぐるレッスン4——交差する身体Intimacy. 岩波書店.

第9章

製薬化時代の薬物と薬物問題

佐藤哲彦

I　はじめに

　今世紀に入った頃から，薬物使用をめぐる社会的環境は徐々に変化してきた。かつては使用者当人や家族の責任を問う声のみが聞こえていたのに対して，今日ようやく薬物使用を医療的・福祉的問題として考えようという声がそれに混じり始めている。とくに最近ではアディクションという観点から薬物の問題を捉える傾向が必要とされつつある。あるいは必要であると主張され始めている。

　そのこと自体は望ましいものであるかもしれないが，一方でそのような新しい事態に伴ういくつかの論点もまた浮かびあがりつつある。ここでは基本的なところから書き起こして，それらの論点について社会学的に考えてみたい。そしてそれを経由することで，これからの薬物政策のあり方についても考えてみたい。

II　覚醒剤と悪

　そこでまずは，我が国の伝統的薬物問題ともいえる覚醒剤問題についてである。かつての「覚せい剤やめますか？　それとも人間やめますか？」，そしてその後の「ダメ。ゼッタイ。」という標語が示しているとおり，覚醒剤は使用すると廃人になるといった見解が中心であるし，いまだにそのように主張することが**規範的**でさえある。

　この場合，規範的であるとはどういうことか。2006（平成18）年に行われた薬物に関する内閣府の調査結果では，覚醒剤について「恐ろしいものだと思う」とする者が98.3％，その理由は「中毒で心や体がむしばまれる」が89.4％，「1回でも使うとやめられなくなる」が70.9％，「乱用者が殺人，窃盗，暴行などの二次犯罪を起こす」が61.6％となっている（内閣府，2006）。一見この結果からは，多くの人が覚醒剤についてよく知っているということになりそうである。しかしながら，ほとんどの人が覚醒剤使用を目にしたこともなければ，聞いたこともないという状況を考えると，実はこの結果が示しているのは，**そのように答えるべきだということを多くの人が知っている**ということである。端的にいえば，薬物は危険で止められないものと語るべきであり，心身をむしばみ，異常な行為を誘発するものと語るべきであることが，一般的に期待されているということである。

　しかし覚醒剤をめぐる言説は当初からこのようなものであったわけではないし，またそう期待されていたわけでもない。覚せい剤取締法（表記は当時のもの，以下同）が制定されたのは1951（昭和26）年のことである。多くの研究書で，戦後の混乱とストレスによって覚醒剤の乱用が進んだために禁止されたなどとしているが，それは明らかに誤りである。当時は覚醒剤を「上手に利用している」人びとも多いとされ（日本医師会，1950），覚醒剤の生産・販売制限といった行政指導に対しては，国会で反対さえ論じられた（参議院，1949）。

　ではどのような経緯で覚せい剤取締法が制定されたのか。そもそも覚醒剤

が問題にされたきっかけは，悪質な大人たちが当時大勢いた子どもたち（浮浪児たち）に盗みを働かせるなどの際に覚醒剤を利用したからである（佐藤，2006，第6章）。その一方で大人たちは残業や深夜の仕事のために覚醒剤を利用していた。ただし道徳的に問題があるとされた人びと，具体的には小説家や芸能人，学生などが使用することが多いために，厚生省（当時）は劇薬扱いにしつつ，とくに散剤や錠剤は規制してアンプルのみを流通させ，さらに生産調整を求めた。しかしながら生産調整に従わない製薬会社が生産流通させた覚醒剤が，埼玉県下での青少年による集団暴行事件の原因とされ，そのため密造密売を統制するために覚せい剤取締法が制定されたのである。この経緯からもわかるように，覚醒剤所持禁止の条項はそもそもは密売者を検挙しやすくするために挿入されたものであった。使用者を逮捕するためのものではなかったのである（参議院，1951）。そのため，取締法制定直後の覚醒剤問題の報道は，ほぼ全て密造密売の取締りについてであった。

　ではなぜそれが今日わたしたちが考えるような「悪」となったのか。

　まず一つには，覚醒剤使用者による問題行動が報じられ認知されるようになったことが挙げられる。たとえば，1954（昭和29）年4月の「鏡子ちゃん事件」が有名である。この事件は小学2年生女児が学校のトイレで殺された事件である。学校内の犯行であるために当初は教師の落ち度が問題視されたが，覚醒剤使用者による犯行ということが判明すると，覚醒剤の問題性が大きくクローズアップされた。ではなぜ覚醒剤の問題性がそれほどまでに大きくクローズアップされたのか。

　それには，覚醒剤が日本を侵略しようとする共産主義勢力の戦略物質であるという当時の風評があったことを理解する必要がある。1950（昭和25）年に朝鮮戦争が始まり，国内では共産党幹部の大量追放が行われた。1952（昭和27）年のメーデー騒擾事件では多くの逮捕者を出し，それが共産主義勢力によるものであるとされた。このような時代状況にあった当時は，共産主義勢力が覚醒剤を利用して若者を混乱させ，日本を荒廃に導こうとしているという憶測がまことしやかにささやかれたのである。それは国会においてさえ論じられた。そこでその防止を掲げて撲滅キャンペーンが行われ，「朝鮮人部

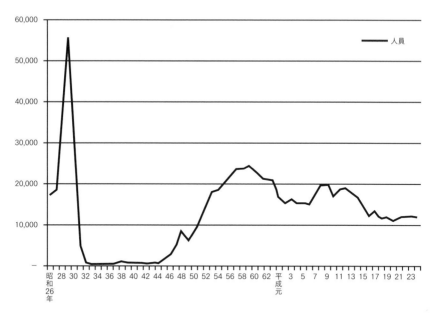

図1　覚せい剤取締法違反検挙人数の推移〈法務省（2013）より筆者作成〉

落」（当時の言い方）を中心に密造密売が大規模に摘発された。これは1954
（昭和29）年から1955（昭和30）年にかけてのことであり，そのキャンペー
ン結果がこれまでで最大の覚せい剤取締法違反者数として記録されている，
そのピークである（図1）。

　したがってそこで示されている検挙人数は，必ずしも覚醒剤嗜癖の人数と
いうわけではない。むしろ密売者が中心であると考えられる。にもかかわら
ず，それが後にはまるで使用者や依存者が大量に検挙されたかのごとく扱わ
れ，戦後の混乱とストレスによって覚醒剤の乱用が進んだために取締法が制
定されたといった誤った認識にたどり着くのである〈たとえば田所（1998）〉。
それは覚醒剤の取締りのために，その問題性をより大きく見せる必要があっ
たからだとも考えられるが，そのような安易な情報操作が今日まで薬物政策
の基盤をなしていることが，薬物に関する思考の歪みをもたらしていると考
えられる。

III　覚醒剤使用者の動機と告白

　とはいえ，上記の誤りを指摘したのは，これまでの覚醒剤研究の問題点を指摘したいがためではないし，ましてや覚醒剤使用に問題がないと主張するためでもない。そうではなく，上記のような文脈を理解することではじめて，覚醒剤使用者の問題経験の告白がどのような意味をもっているのかが理解できるからである。告白で明らかにされる経験とは，政策やそれに関連する一般的期待と切り結びながら形作られるものである。

　どういうことか。わたしたちは通常，使用者の告白は「本当の気持ち」「本当の経験」を語ったものと考えている。しかしそれが「本当」であると，どのように保証するのだろうか。人が嘘をつける限り，その保証は不可能である。実はこれは「本当の気持ち」「本当の経験」であると，主として「そう語るはず」という一般的で規範的な期待との関係から推測しているだけであると言える。これは換言すれば「動機」概念に関わる問いである。

　社会学的観点からすれば，動機とは何よりもまず「語られたもの」である。「語られたもの」であることは，「心理」や推論を必要としない，実証可能な思考の出発点でもある。そしてその語りは，自分や他人の行為を解釈し理解するための「類型的なボキャブラリー」として捉えられる。社会学者のC.W.ミルズはこれを「動機の語彙」と呼び（Mills, 1940＝1971），人びとは互いに利用可能な既成の「類型的なボキャブラリー」を用いて自己や他者の行為を解釈し説明することで，その行為の意味を理解しようとすると考えた。また後にスコットとライマンは，このミルズの動機の語彙論に基づき，「予期せざる行動や不適切な行動を説明するために社会的行為者によってなされる言明」（Scott & Lyman, 1968, p.42）を「アカウント」と呼んだ。アカウントすなわち動機の表明が，行動の弁解や正当化を可能にするとしたのである〈これらについては井上（2000）が詳しい〉。

　このような観点からすると，覚醒剤使用者の告白とはまさに動機の表明でありアカウントである。ではその表明は**何をしている**のか。すなわち，その

表明を行う状況下でその表明自体はどのような機能をもっているのか。

　当初の覚醒剤使用者の告白は，今日のようなものではなかったし，そもそも告白などする必要もなかった。その時点では「予期せざる行動や不適切な行動」ではなかったからである。そのような状況下で行われた覚醒剤使用の動機についてわずかに垣間見られるのは，たとえば坂口安吾の随筆のなかに現れる伊豆のヒロポン屋についての描写である。

　　　「いま，うってきたのよ」と云って，女中は左腕をだして静脈をみせ
　　　た。五六本，アトがある。中毒というほどではない。ダンサー時代はよ
　　　く打ったが，今は打たなくともいられる，睡気ざましじゃなくて，打っ
　　　たトタンに気持がよいから打つのだと言っていた。（坂口，1950/1971）

　ここでは，動機としてそれ以前に一般的であった（そしてそう経験された）「睡気ざまし」という語彙に代わって，「打つこと自体が気持ちいい」という語彙が（そしてその体験もまた）利用可能になりつつあることが示されている。覚せい剤取締法施行後もおそらく同様だっただろう。取締法は使用者を取締まるものではなかったからである。そしてこれと同様の語彙は今日でも使用者の間で利用されている。

　しかし，覚醒剤が問題視され，いわゆる「覚せい剤禍」取締りのキャンペーンが張られると，このようなアカウントが一変する。そしてわれわれが知るような覚醒剤使用者の告白，いわゆる「中毒者の声」と呼ばれるものと同じ形式の語りが登場する。それが1954（昭和29）年のことである。

　　　某少年院十九歳のA少年の手記／試験勉強からヒロポンの作用を知っ
　　　た私は，一カ月後には一日五十本もうつようになった。注射針を血管に
　　　さす時のなんともいえぬ味。アンプルを切るときの心地よさは天国へで
　　　も行ったようです。…ある夜ヒロポンの切れた苦しさに夢遊病者のよう
　　　に何時も買っている朝鮮部落に一目散に走った。ところが，行く手に巡
　　　査が腰をかがめて（それはゴミ箱であった）待っているではないか。ハッ

と思って引きかえして，別の道を行くと，そのお巡りが後から追いかけて来るので夢中で走った。すると突然横丁から刑事（犬）がとび出した。ヒャーといって，家へ逃げ帰ったが，寝ても玄関や台所の物音が，巡査が捕えに来たのではないかと思えてならない。……今思うとバカみたいな話ですが，見るもの，聞くものすべてが，自分を狙っている，自分を殺そうとしている，という幻覚に捉われた恐ろしい毎日の連続でした。

（作者不詳，1949）

　これは最初期の告白の一つであるが，ここにはすでに，今日まで続く覚醒剤使用者の告白に共通の様式が備わっている。下記の要素を組み込んだ様式である。

1. 事情があって使用開始したこと（悪気はなかったこと）
2. 覚醒剤のせいで逸脱的な行動をとるようになったこと
3. 覚醒剤のせいで覚醒剤が止められなくなったこと
4. それらの経緯について現在は自覚していること

　これらの要素は組み合わせて使用されることで，覚醒剤こそが悪であり，そのせいで自分が大変な目に遭ったこと，しかもそれを**現在の自分は理解している**こと，といったストーリーを示す。悪いのは自分ではなく覚醒剤である，というのがそのテーマの一つとしてある。だからこそ覚醒剤は一般的に期待されるように悪として表象されるのである。
　ではこのストーリーの語り自体は**何をしている**のだろうか。それはこの手記中で最も興味深い部分について検討すると明白になる。覚醒剤の害悪の体験として一見理にかなっているように読めるこの告白において，どうして幻覚を「ゴミ箱」や「犬」などと認識できたのかという問題である。幻覚の最中にそれが幻覚であることはわかるはずもなく，もしわかるのであれば告白のように逃げ惑うこともないはずである。ではなぜわかるのか。
　それらが幻覚だとわかるのは，すでに幻覚から解放され，「正常になった現

在」から回顧的に語っているからである。そしてそれを語ることができること自体は，かつての異常な自分についてわかるという意味において，**現在の自分は正常である**ということを示していることに他ならない。語りの対象となる「過去の自分」の問題性を告白することができるのは，「現在の自分」が正常だから，というわけである。また同時にその正常性を指し示すのに，一般的な期待（覚醒剤とは悪であり，使用するとおかしくなると語るべきであること）を利用しているということでもある。それを利用しているからこそ，この告白は奇妙ではなく，ごく当然であるかのようにわたしたちに読めるのである。

　言い換えれば，「過去の異常性」を語るということを通して，それを語ることができるという事態を梃子に，現在の自分はすでに正常であるということを他者（聞き手）に示しているのである。覚醒剤使用者の告白とは，一般的な期待をもとにしたこのような働きをする語りであり，また一方でこのような語りは一般的な期待を裏付ける働きをするといった，相互に循環的な働きをもった語りなのである（Sato, 2009）。

Ⅳ　社会現象としてのアディクションとリハビリテーション

　ではもう一歩話を進めてみよう。以上のことが示しているのは，アディクションであるということが，このように語る語り方と不可分であるということである。もちろん，たとえば医師であれば，アディクションという診断は，患者の意向に関係なく与えることができるであろうし，そもそもそれは診断とは独立してそこにあるはずの状態とするだろう。興味深いことに，通常は本人による不具合の申告が病気であることの基礎を提供するのに対し，本人が不具合はないと言っても医師がそれを与えられるのが，この病の特徴である。それが可能なのは，診断が一般的期待そのものだからである。否認の病とされるアディクションが，否認されているのにもかかわらず病であるといえるのは，そこに名付けることに関する非対称性が存在すると同時に，その

非対称性が正当化される一般的期待があるからである。そのような期待のことを社会学者のギデンズは「再帰性」と名付けたが，常にそのような期待との関係で指摘されるのがアディクションであり，しかも対象の内部にその病が帰属するものとして認識され対処される（Giddens, 1992=1995）。したがって，対象を捉える視線もまたアディクションの成立と不可分のものである。今日のアディクションと判定される行為の拡大は，それをそのように捉える視線の一般化と相俟って成立し，その経緯それ自体が，アディクションが社会現象であることを示している。

　このようにアディクションを社会現象として，とくに一連の**社会過程そのもの**として見ると，診断はその過程の一局面であると考える必要がある。アディクションとは，他者（たとえば医師やソーシャルワーカー）が当人に与える診断名やラベルではないし，その付与以前に当人の内部に存在すると**一般的に期待される**特定の状態でもない。いわばカメラを引くようにして全体を眺めると，診断を一つの局面として，たとえば医師－患者関係などの社会関係と，その関係における一連の**相互作用過程のなかで**，あるいは**過程そのものとして**成立する社会現象と捉えられる。アディクションが語ることと不可分であるとはこのような意味である。

　かつて嗜癖は阿片系麻薬類に典型的な生理学的必要性をもとに論じられた。その後，生理学的変化が伴わない反復的問題行動については，身体的依存と精神的依存を分けて記述しようと試みられた。さらにそれらを包括して再定式化するために，対象を指示・構成するのがアディクション概念である。であれば，それは対象をアディクションとして認識し処遇する介入や行為と不可分である。そこにわれわれはアディクションを読み込み，またそうであることを求め，当人も告白や相互行為を通じて自らそれに応じるのである。

　ただし，必ずしも顕在的にそのような語りが生産されるわけではない。たとえば，あるセルフヘルプグループで「スリップ」と呼ばれる現象を考えてみよう。これは現象的には再使用（relapse）だが，これがスリップと呼ばれる（そしてそれが現実化する）のは，本来進むべき道筋があるということが前提となっているからである。やがては語られるべきストーリーがあり，そ

れとの関係において存在するサイドストーリー，いわば拡張され新たに接続されたストーリーとしてスリップがある。その意味で，アディクションはいまだ語られていない「未完の語り」との関係で「現在」が論じられる過程でもある。

　ということは，逆に言えば，やがては達せられるべき何かが置かれていることにもなる。それが回復と呼ばれるものである。しかし回復の達成（の語り）が規範的なものとして当人を戸惑わせる場合には，そこに向かう過程そのものを回復と呼ぶことでより多くの人を巻き込むリハビリテーションを構想できるかもしれない（ダルク研究会，2013）。ただしそれは語りにおける時間的な長短や経由するエピソード数や経路の問題であって，当該社会過程の構造自体が変化するわけではない。したがってこれはさらに一歩進んで，未完でありつづける過程もまた回復と呼ぶことを可能にする。それによって「維持療法」という名で実践される治療を回復に含めることができる。維持療法は治療や回復における時間概念を大幅に延長し書き換えた興味深い実践だからである。

　さてそこで，これまで論じてきた一連の現象がアディクションの各局面として成立する状況の文脈は，いかなるものかという観点へと視界を広げてみよう。すると，アディクションそれ自体が治療や回復，そしてリハビリテーションといった一連の過程においてこそ有意味となることが見てとれるだろう。逆に言えば，リハビリテーションは上記のような仕組みをそのなかに組み込みながら稼働するものでもあり，また継続可能になるものである。その過程において，アディクションをアディクションとして定着させる局面を必要とし，その意味で必ず他者もしくは他者の視線を必要とするものでもある。換言すれば，アディクションに期待される規範的な言説のパターンがあり，他者との相互行為状況においてそれを選び取って繰り返し，言説に由来するその統制機能を自らのものとすることこそがリハビリテーションである。とすれば，アディクションとリハビリテーションが別々にあるのではない。そうではなく，リハビリテーションとはアディクションがアディクションとして定着する仕組みをそのなかに含みながら稼働する社会過程であり社会現象

なのである。

V　薬物使用の継続可能性と脱法ドラッグ

　そもそも薬物使用がどのようにして可能になるのかについて考えると，リハビリテーションがアディクションをその一部とする社会過程であるのと同様，そこにもやはり特有の過程が観察可能である。別の言い方をすると，リハビリテーションやアディクションを可能にする状況そのものが，そもそもどのような社会過程によって成立するのかについて検討すると，薬物使用をめぐる諸状況の特徴をより広く考えることができる。

　そのような局面について参考となるのが，ハワード・ベッカーという社会学者の議論である。彼は1960年代にさまざまな薬物の使用が拡大していくのを経験し観察した社会学者の一人だが，LSDが精神病を引き起こすとして問題化された当時の状況を理解するのに際して，集団やコミュニティに薬物が導入され，それが人びとに使用されていく過程を「自然史」という社会学の伝統的視点から論じている。

　ベッカーは以下のように言う。向精神作用のある薬物が登場し，その効果が人びとに知られるようになると，人びとはやがてそれを使用し始めるが，しかしながら当初はその作用がわかるほどの経験を積んでいない。それが心にどう作用するのか，その効果にどのようなバラエティがあるのか，それがどれほど長く効き，またどれだけ危険なのかについても知らず，どのようにコントロールしたら良いのかもまだ知らない。つまり，そこには薬物をどのように意味づけ，どのようにコントロールするかという文化もないために，身体的精神的被害が生じることになる。しかしながらやがて使用者たちは経験を積み重ね，それを他者と共有するようになる。そして，「薬物がどのような主観的変化を引き起こすのか，それがどれくらいの長さで生じ，適切な使用量はどのくらいなのか，予測可能な危険とそれをどのように避けたら良いのかなどについての意見の一致が広まっていく」(Becker, 1968, p.171)。

これら全てが使用者たちの共通知識の論点となり，使用者の世界に受け入れられるかどうかが決まる。それが文化となり，その文化が受け継がれることで，薬物をめぐる行動様式そのものが安全と継続的使用を可能にするわけである。

　なぜこのような過程が見られるのか。それはとくにストリートにおける薬物使用にとって最も重要な局面の一つが，売買される薬物の内容表示がないことだからである。しかしそれでも彼らはそれを使い続けるために，手に入れた薬物の強さや望ましい使用量などについて語り合い，それをお互いに伝え合うことで使用を可能にし，また継続を可能にしている（佐藤，2008，第1章）。薬物使用者の行動様式は，薬物使用を可能にするという意味で問題のあるものだが，その一方でそれを継続可能にするという意味である種の安全性を確保するものともなっているのである。

　このような観察結果からすると，いわゆる脱法ドラッグ（危険ドラッグ）の問題は，薬物使用の基本的条件が成り立たない状況で行われていることによる問題であることが見てとれる。というのも，まず一つに，成分や濃度がわからないものを摂取することに対するリスク管理が行われていないからである。数少ない臨床報告からしても，脱法ドラッグには違法薬物以上の副作用があるようにも思われる。先の自然史からもわかるように，通常の薬物受容過程においては，それに対する特有の行動様式が発達する。しかしながら，摂取を前提としない（たとえば「お香」として販売する）という販売方式が，摂取に関する情報提供と学習機会を奪っている。薬事法などでの取締りが前提とされるがゆえに，その意図せざる結果として，リスクを管理できない状況を生んでいるのである。

　ただしこれは脱法ドラッグの使用を認めよという意味ではない。脱法ドラッグの問題を論じるのであれば，昨今（2014年前後）の報道のように危険運転などとの関係で論じるのではなく，危険運転などの問題はむしろ使用者自身のリスク管理の不足に基づくものであると再定式化可能だということである。薬物使用に関するリスク管理の観点からすれば，運転などはむしろ避けるべきものとして扱われるからである（佐藤，2008，第1章）。

VI　製薬化時代における薬物問題

　多くの機関の相互協力や諸対策にもかかわらず，薬物使用はなくなりそうではないし，むしろ脱法ドラッグに代表される新しい問題が次から次へと発生する。このことはもしかしたら次の二つの局面から理解する必要があるかもしれない。

　一つには製薬化（pharmaceuticalization）と呼ばれる現代社会の傾向である。製薬化とは「社会的，行動的，もしくは身体的状態が，医師や患者によって医薬品を用いて治療される，もしくは治療される必要があると考えられる過程」（Abraham, 2010, p.604）のことである。端的にいえば，現代社会ではこれまでになく医薬品を用いて問題解決を行おうとする傾向にあり，それは医療の生物医学主義だけでなく製薬会社のPR戦略やマーケティングなどによっても牽引されている。その代表的事例の一つが抗精神病薬と抗うつ剤の問題である。こんにち，セロトニン仮説は実証されないまま流布され，プロザックなどのSSRIの使用が拡大し，うつは心の風邪などとされて軽症でも抗うつ剤の処方が行われている。その一方で，双極性障害など処方された合法向精神薬の結果には大きな問題がついて回るのに，十分には規制されていない（Hearly, 2003=2005 ; Whitaker, 2010=2012）。われわれの周りにはこれまでになく精神に働きかける医薬品があふれ出している。現在がそのような状況下にあることをわれわれは自覚する必要があるだろう。

　そしてもう一つ。カナダやアメリカのいくつもの州でマリファナの娯楽的使用が合法化され，店で購入できるようになった。売買や流通まで完全に合法化したウルグアイのような国もある。欧州にも薬物使用を非犯罪化している国々がある。それぞれがそれぞれ独特の観点から薬物政策の変化を推し進めている。

　これから必要されるのは，このような国際的社会的環境にあって，病院や施設のなかの使用者＝アディクトに（暗黙の）基礎を置いたような，医療志向もしくは福祉志向の薬物政策だけではないのは明らかである。使用者＝ア

ディクトという我が国で支配的な観点は明らかに間違いであり，また，新し
い薬物が病院や施設で見られるようになるのは，すでにそれが定着しつつあ
る時期だからである。むしろストリートにおける使用者を含めたさまざまな
使用者について，アディクションやリハビリテーションの動員可能性を探求
しつつ，学際的な視野で観察し思考することが必要とされているのである。

文献

Abraham J（2010）Pharmaceuticalization of society in context. Sociology 44；
603-622.
Becker H（1968）History, culture and subjective experience：An exploration of the
social bases of drug-induced experiences. Journal of Health and Social Behavior
8-3；163-176.
ダルク研究会(2013)ダルクの日々. 知玄舎.
Giddens A［松尾精文, 松尾昭子 訳](1992=1995)親密性の変容. 而立書房.
Healy D［谷垣暁美 訳](2003=2005)抗うつ薬の功罪. みすず書房.
法務省(2013)平成25年版犯罪白書.
井上俊(2000)スポーツと芸術の社会学. 世界思想社.
Mills CW［田中義久 訳](1940=1971)状況化された行為と動機の語彙. In：青井和
夫, 本間康平 監訳：権力・政治・民衆. みすず書房.
内閣府(2006)薬物乱用対策に関する世論調査. 大臣官房政府広報室.（http://www8.
cao.go.jp/survey/h17/h17-yakubutsu/［2022年1月5日取得]）.
日本医師会(1950)論説・話題 ヒロポンはどうなる. 日本醫師會雜誌 36-5・6・7；98.
坂口安吾(1950/1971)麻薬・自殺・宗教. In：坂口安吾評論全集6. 冬樹社.
作者不詳(1949)怖るべき亡国病(ヒロポン)の実態──青少年を狙う肉体の悪魔. キ
ング 昭和29年10月号；104-112.
佐藤哲彦(2006)覚醒剤の社会史. 東信堂.
佐藤哲彦(2008)ドラッグの社会学. 世界思想社.
Sato A（2009）Methamphetamine use in Japan after the Second World War：
Transformation of narratives. Contemporary Drug Problems 35/Winter 2008；
717-746.
参議院(1949)第6回参議院本会議第18号. 1949年11月24日, 1116.
参議院(1951)第10回参議院厚生委員会第29号. 1951年5月23日, 13.
Scott MB & Lyman SM（1968）Accounts. American Sociological Review 33-1；
46-62.

田所作太郎(1998)麻薬と覚せい剤——薬物乱用のいろいろ. 星和書店.
Whitaker R [小野善郎 監訳] (2010=2012)心の病の「流行」と精神科治療薬の真実. 福
　村出版.

第10章

米国ドラッグ・コートと
治療的法学

森村たまき

I はじめに

　世界最大の薬物使用人口と刑務所人口を抱えるアメリカは，さまざまな革新的薬物依存対策プログラムの実験場である。それらのなかで最も注目されてきたものはドラッグ・コート，あるいはドラッグ・トリートメント・コートと呼ばれる，薬物治療裁判所であろう。

　米国初のドラッグ・コートは1989年，フロリダ州マイアミ市デイド・カウンティに設立された。刑罰を科しても科しても同じ者が再犯を繰り返し裁判所に戻ってくる薬物事犯者の「回転ドア」現象，刑務所が薬物事犯者であふれ返る現実に，刑罰のみで薬物犯罪に対処する限界を突きつけられた現場裁判官の創意工夫によって創設された，対審構造をとらない変則コートである。ドラッグ・コートは瞬く間に全米に広がり，2020年12月現在全米全50州に計3,848カ所が存在する（National Drug Court Resource Center, Treatment Courts Maps, 2021）。2000年段階でその数が600台であったことを思えば，この20年あまりの増加の急激さが実感できようか。設立から30年以上を経た今日，年間12万人以上の薬物事犯者がドラッグ・コートのプログラムに参加

し，ドラッグ・コート「卒業」者の数はすでに総計100万名を超えている（United States Department of Justice, 2010）。また，現在ドラッグ・コートはアメリカのみならずオーストラリア，カナダ，ニュージーランド，連合王国などにも存在している[註1]。

　今日のアメリカの刑事司法の世界において，薬物依存症は本人の意志ではコントロールできない治療が必要な病気であるという認識は常識化している[註2]。刑務所関連支出が連邦および州財政を強く圧迫する現在，刑務所はそれを本当に必要とする者のためにとっておいて，薬物事犯者のうち初犯者，非暴力事犯者は早い時期に刑事司法過程から方向転換して社会内で治療を提

[註1] ニュージーランドの問題解決型裁判所については，ブルックバンクス（2007, 2008），カナダの問題解決型裁判所については，オーマツ（2007）参照。

[註2] 連邦の研究機関である国立薬物乱用研究所（National Institute on Drug Abuse：NIDA）が矯正機関に向けて策定した「薬物乱用事犯者の効果的な治療のための諸原則」は，アメリカ刑事司法における薬物事犯者取扱いの指針となるものだが，薬物依存症をどのような性質のものとして理解する必要があるかを明確かつ平易に説明しており興味深い。その原則とは，①薬物依存は行動に影響を与える脳の疾患である，②薬物依存からの回復には治療が必要であり，その後には長期的な問題処理が行われなければならない，③治療は安定した行動変容をもたらすに十分な程度に長いものでなければならない，④診断は治療の第一歩である，⑤個々人のニードに適合したサーヴィスを作り上げることが，刑事司法に関わった人々に対する薬物乱用治療の重要な部分である，⑥治療中の薬物使用は慎重に監督されるべきである，⑦治療は犯罪行動に関連した要因を標的にすべきである，⑧刑事司法的監督は薬物乱用犯罪者の処遇計画を盛り込むべきであり，トリートメント・プロヴァイダーは矯正上の監督の必要を認識すべきである，⑨薬物乱用者の社会復帰にはケアの継続が必須である，⑩褒賞とサンクションのバランスが順社会的行動とトリートメントへの参加を促進する，⑪薬物乱用と精神障害の重複障害を有する犯罪者はしばしば統合的治療アプローチを必要とする，⑫多くの薬物乱用事犯者にとって服薬は治療の重要な一部である，⑬社会内で生活する，あるいは社会復帰する薬物乱用犯罪者の治療計画は，HIV／AIDS，B，C型肝炎，結核のような，重篤な慢性疾患の予防と治療のための諸戦略を含むべきである（National Institute of Drug Abuse, 2006）。

供することが，刑務所よりも安上がりで再犯防止効果の高い，したがってコミュニティの安全を確保するためにも有効な方策だという認識は共通了解となっている。また刑務所に入所した重篤な薬物依存症者に対しては，せっかく閉鎖施設に身柄を拘禁しているのだから，この時間を依存症治療にあてることが有効なのは理の当然である[註3]。出所後の社会復帰に向けては，施設内で依存症治療のみならず，学科教育，職業教育，社会化教育を施すことの重要性，出所後に雇用，住宅，福祉サーヴィスなどを提供して再犯防止を図ることの重要性が認識されている。また，これら刑事施設を出所して社会復帰する者たちの社会への再入（reentry）を支援する州や非営利団体などの事業に対して連邦資金を提供する連邦法として，2008年にはセカンド・チャンス法〈Second Chance Act（P.L.110-199）〉が成立している。

　薬物問題に対するこうした認識と制度の転換は，一朝一夕に起こったのではない。ドラッグ・コートは大量事件処理の重圧と「刑罰の回転ドア」という現実に対応する裁判官を中心とした現場の実務家たちによって，経験的な「効果のあること（what works）」のアド・ホックな集積として誕生し，展開してきた。その急激な発展と共に生じた法理論的基礎付けの必要性に応えるために採用されたのが，治療的法学（Therapeutic Jurisprudence）の考え方である。

　治療的法学は精神保健法分野から生まれてきた一連の理論で，ドラッグ・コート設立に先立つ1987年にウェクスラーとウィニックによって提唱された。その主張は，実体的ルール，手続き，および法的役割は意図すると否を問わず治療的効果あるいは反治療的効果をもつ，というものである。裁判官が治療ドラマの主役となり，対審構造を排した法廷という舞台で，検察官，弁護人や保護観察官，トリートメント・プロヴァイダーら全員が裁判官の指揮の下，チームとなってクライアントの回復を目指すドラッグ・コートは，「裁判過程自体が治療的効果をもつ」という治療的法学の理論の実践であるよ

[註3] 刑事施設内の薬物治療プログラム全般については，The National Center on Addiction and Substance Abuse at Columbia University（2010）にくわしい。

うに見える。本章は米国ドラッグ・コートと，その活動に理論的根拠を与え
るとされる治療的法学の内容を概観する。

II　ドラッグ･コートとは何か

1　ドラッグ･コートのキー要素

　ドラッグ・コートはクライアントの「治療」を最優先の目的とし，法廷を
舞台に裁判官，検察官，弁護人，警察，プロベーション・オフィサー，トリー
トメント・プロヴァイダーらが協働する，対審構造をとらない変則コートで
ある。広範な裁量権をもった裁判官が，裁判を指揮し，数日間の拘禁や尿検
査回数の増加といったサンクションと野球試合のチケットやマグカップのよ
うな褒賞を柔軟に使い分ける。弁護人，検察官，警察官をはじめドラッグ・
コートにかかわる全員は，薬物依存は犯罪ではなく治療を切実に必要とする
「病気」であり，その治療，回復の過程において薬物の再使用（relapse）は
必然的に起こるといった認識を共有している。また治療においては，NA
（Narcotic Anonymous）などの12ステップを用いた自助グループが活用され，
民間のトリートメント・プロヴァイダーが実際の処遇の中心になる。
　ドラッグ・コートは地方レベルで設立，運営されるため，各々の裁判所に
はそれぞれ違いや特色があるが，裁判官が手続き全体を統括し，「ステイタ
ス・ヒアリング」と呼ばれる聴聞手続きを法廷で定期的に行ってクライアン
トの進捗状況を監督するのが一般的である。薬物乱用歴のあるクライアント
たちは定期的な薬物検査を義務づけられ，治療の過程は常に裁判官に報告さ
れる。プログラムを修了したクライアントは，裁判官，検察官，弁護人，地
元名士，家族や友人学校関係者に盛大に祝福され，涙と感動の「卒業式」を
迎える。そして起訴猶予や刑の執行打ち切り，犯歴抹消などの大きな報償を
得て，社会へと復帰してゆく。
　1997年に全米ドラッグ・コート専門家会議（NADCP）と司法省の司法プ

ログラム局が刊行した「ドラッグ・コートを定義する──10のキー・コンポーネント」が規定した10要素は以下のとおりである（Drug Courts Standards Committee, 1997）。

1. ドラッグ・コートはアルコールその他薬物治療サーヴィスを司法システムの事件処理手続きに統合する。
2. ドラッグ・コートは非対審主義的アプローチを用いる。検察および弁護人は参加者のデュー・プロセス上の権利を保障しつつ，公共の安全を推進する。
3. 参加資格を有する参加者は早期に識別され，速やかにドラッグ・コートに送られる。
4. ドラッグ・コートはアルコール，薬物その他の治療とリハビリテーション・サーヴィスの連続体へのアクセスを提供する。
5. 参加者の断酒・断薬は頻繁なアルコール・薬物検査によって監督される。
6. ドラッグ・コート参加者の規則遵守への対応は，協調的戦略によって規律される。
7. 司法とドラッグ・コート参加者各自との相互作用の継続がきわめて重要である。
8. 監督と評価によりプログラムの目標達成度と効果を測定する。
9. 学際的な教育の継続が効果的なドラッグ・コートの計画，実現，運営を推進する。
10. 各ドラッグ・コート，公的諸機関，コミュニティ・ベイストな諸組織間の連携の構築が，ドラッグ・コート・プログラムの有効性を生み出す。

2　ドラッグ・コートのモデル

　ドラッグ・コートには答弁前型と答弁後型の二つの形式がある。答弁後型には，有罪答弁を行わなければならないが，プログラム参加中は刑の言い渡しを猶予される宣告猶予型と，有罪判決後に刑の執行を猶予されるプロベーション型がある。いずれもプログラム修了時には刑の言い渡しないし刑の執行が見送られ，多くの場合犯歴抹消が行われる。しかしプログラムが打ち切られた場合は，刑の宣告ないし猶予されていた刑罰が執行されることになる。

　初期のドラッグ・コートの多くは答弁前型だったが，現在はほぼ全面的に答弁後／プロベーション型に移行している。失敗したら起訴される可能性があるというだけでは，失敗したら確実にこの刑罰を受けるというよりも心理強制が弱く効果が低いことが経験則化した結果，モデル変更に至ったというのが実情であろう。ドラッグ・コートがたんなるプロベーションよりも厳しい，裁判官による直接監督付きのプロベーションと化し，ハイリスク被告人向けの選択肢になってきていることがうかがわれる。

3　参加資格

　ドラッグ・コートによって参加資格は異なるが，一般的には薬物所持ないし非暴力事犯で起訴されて薬物検査で陽性反応が出たか，逮捕時に物質乱用問題があると認められた者でなければならない。司法援助局を通じて21世紀司法省予算認可法上の連邦資金を受けるドラッグ・コートは暴力犯罪者を除外することを条件とされており，受け入れると連邦資金が打ち切られる。なお，同法2部2953条は，「暴力犯罪者」を定義して，①1年以上の拘禁によって処罰しうる犯罪で，犯行中に（A）火器あるいは危険な武器を携行，所持あるいは使用した者，（B）被害者を死亡させるか重傷を負わせた者，（C）他人の身体に暴力の行使があった者で，（A）（B）に述べられた状況が犯行の一要素であったか，あるいは当人が告発された行為であったかは問わない。あるいは②過去に死亡または重大な身体的危害を引き起こす故意をもって暴力

を行使あるいは同未遂で重罪の有罪判決を受けたことがある者，とかなり広範に定めている。参加資格基準を緩和して暴力犯を対象者に含めてゆくべきとする見解は，現場の実務家，学者を問わず多い [註4]。

4　プログラム

プログラム期間は通常1年だが，修了にそれ以上を要する参加者は多い。一定期間薬物検査結果が陰性である，一定期間逮捕されない，雇用の維持，学位，資格取得，コミュニティ・サーヴィスなどの修了要件を課すプログラムもある。プログラムの核は裁判官が法廷で行う定期的な「ステイタス・ヒアリング」であり，トリートメント・プロヴァイダーの提出する薬物検査結果やカウンセリングへの出席状況報告に基づき行われる。頻繁な薬物検査による参加者の薬物使用状況の監視はドラッグ・コートの重要要素であり，検査回数，頻度はプログラムの進行具合により増減する。

5　サンクション

薬物依存は病気であり，再使用は治療必然的過程であるという認識から，薬物検査で陽性結果が出たら一度でプログラムが打ち切られるわけではない。とはいえ規則を遵守できなかった参加者は裁判官による口頭の譴責，プログラムの前段階への地位引き下げ，ステイタス・ヒアリングや薬物検査回数の増加，数日から数週の刑務所収容などといったさまざまなサンクションを受ける。裁判官はサンクションの付与，プログラム継続の決定等につき広範な裁量権を行使する。

[註4] たとえば，ノラン（2006），Nolan（2001），King & Pasquarella（2009, p.4）。ノラン（2006, p.230）には，対象者を拡大して暴力犯罪者も含めてゆくべきとする裁判官たちの見解が紹介されている。

6 ドラッグ・コートの評価研究

ドラッグ・コートの評価研究は数多い。2005年に政府説明責任局（Government Accountability Office：GAO）が行った23のプログラムの評価研究は，ドラッグ・コートは犯罪を大きく減少させる，また通常のプロベーションに比べて初期投資額は高いものの，法執行費用，裁判所の事件処理費用，将来の犯罪による被害者化のコストを考慮すると費用対効用はより高いとの報告をした（US Government Accountability Office, 2005）。また，Sentencing Projectのキングとパスカリーアがまとめた，GAOの報告を含むドラッグ・コート評価研究結果（King & Pasquarella, 2009）は，評価研究の結果はいずれもドラッグ・コートの修了者は比較集団よりも再逮捕率の低さ，コスト面で優越性を示していると報告している。

7 ドラッグ・コートの新基準

全米ドラッグ・コート専門家協会（NADCP）は，成年ドラッグ・コート・ベスト・プラクティス・スタンダードとして，2013年に第1巻，2015年に第2巻の運営基準を刊行している。第1巻では対象者，公正，裁判官の役割，動機付けとサンクション，物質使用障害の治療，第2巻では補完的治療とソーシャルサーヴィス，薬物・アルコール検査，学際的チーム，統計調査，追跡調査と評価研究に関するドラッグ・コートの質的水準の維持・向上のための新基準が示されている（National Association of Drug Court Professionals, 2013, 2015）。

Ⅲ　治療的法学

　治療的法学は精神医療法領域の主流学説へのオルターナティヴとして誕生
した考え方で、「法とは治療的あるいは反治療的帰結をもたらし得る社会的力
である」として、「行動科学を道具に、法の持つ治療的，反治療的インパクト
を研究し、デュー・プロセス等，他の重要な法的諸価値を侵すことなく法の
治療的機能を向上させるべく創造的に思考する」ことを提唱する（Winick &
Wexler, 2003）。

　創始者／主唱者であるウィニックとウェックスラーは強制的措置入院や責
任無能力の抗弁など，対象者の権利を保障するべく設計された法手続きが反
治療効果をもたらす側面を指摘する論稿を1980年代から発表していたが，や
がて，この考え方は精神保健法領域を越えて拡大可能であるとして，性犯罪
者の処遇，被害者の権利問題，ドメスティック・バイオレンス，児童虐待，
不法行為，契約法，労働法その他さまざまな方面へと適用分野を拡げ，学際
的な研究を呼びかけてきた。

　実体的ルール，手続き，法律家らは意図すると否を問わず治療的効果ある
いは反治療的効果をもつと考え，「治療主体としての法の役割の研究」を行っ
てゆくという治療的法学の主張は曖昧漠としたものとも感じられるが，これ
をむしろこの理論の長所，新しい点であると評価する論者もいる。小林
（2004）は治療的法学の特徴を整理して，その柔軟性と補完性を指摘する。
「治療的」が意味するもの，誰に対する治療的機能を重視するかといった点が
不明確であるとの批判は当初からなされているが，「そもそも治療的法学は法
のもつ治療的機能を検討，増進してゆこうという意図的に漠然とした主張か
ら出発しており，法の治療的機能を探索的に検討する見方（lens）や討論の
場（forum）を提供し，研究者や実務家の活発な議論の中からより具体的な
原理や法則的なものを確立しようとしている」のであって，「むしろ多種多様
な意見を検討する枠組みとしてその柔軟性を肯定的にとらえることも可能で
ある」とする。また，補完性とは，治療的考慮はデュー・プロセス等の他の

重要な法的価値に優先するものではなく，それらを損なうことなく法の治療的機能を高めることを目指しているものであり，決して強制や過剰なパターナリズムに陥るものではないと主張される。さらに行動科学の知見を積極的に取り入れて，法の治療的機能を高めることを志向する学際性，そして行政，地域との連携において司法が主導的役割を果たすことが期待される点も治療的司法の特徴とされる[註5]。

　治療的法学とドラッグ・コートはその誕生から10年余りの間，互いについて未知のまま展開を続けてきた。両者の出会いは，1997年にロス・アンジェルスで開催された全米ドラッグ・コート専門家協会（National Association of Drug Court Professionals：NADCP）会議でのホラ，シューマ両判事と，治療的法学の主唱者ウェックスラーとウィニックとの出会いに始まる（ノラン，2006）。それからほぼ1年後の1999年，『ノートルダム・ロー・レヴュー』に掲載されたホラ，シューマ，ローゼンタールの共同論文「治療的法学と薬物治療裁判所——アメリカの薬物乱用と犯罪に対する刑事司法制度的対応の革命」（Hora et al., 1999）において，著者たちは，ドラッグ・コートは「それと意図せぬうちに」薬物依存症の刑事被告人の問題に治療的法学を適用してきたのであり，「治療的法学はこの新しい刑事司法のコンセプトに法的，法理学的基礎づけを与えるものである」と高らかに宣言している。NADCPは本論文の抜き刷りを全会員に送付し，NADCPのウェブサイトはこの論文の全文を掲載した。かくして治療的法学はドラッグ・コートの理論的基礎であるという同論文の主張はドラッグ・コート運動全体の公式見解となった。

　一方，治療的法学のほうでも，ドラッグ・コートの拡大発展型である少年ドラッグ・コートやファミリー・ドラッグ・コート，さらにはDVコートやメンタル・ヘルス・コートのような，薬物事犯以外を対象とした「ドラッグ・コート・スタイル」の「問題解決型裁判所（problem-solving court）」の諸類

[註5]　我が国における治療的法学の国内初の研究センターとして，2017年に成城大学治療的司法研究センターが設立された。https://www.seijo.ac.jp/research/rctj/index.html

型に対しても広く理論的基盤を提供するものと自己規定し，ドラッグ・コート／問題解決型裁判所との協同的な研究活動を自覚的に行うようになった。2003年に刊行されたウィニックとウェックスラーの編著『治療的な観点からの司法——治療的法学とさまざまな裁判所』（Winick & Wexler, 2003）は，ドラッグ・コートがなぜ有効であるのかを説明し，さらに問題解決型裁判所に代表される新たな司法的アプローチに理論的基礎を与える考え方として治療的法学を位置づけている。

IV　治療的法学とドラッグ・コート

1　治療的法学の司法モデル

「伝統的司法モデルは対症療法だけで，根本的な問題は解決しない」との認識の下，治療的法学はドラッグ・コートをはじめとする問題解決型裁判所の刑事司法モデルを表1のように特徴付ける[註6]。

表1の対比を一見して，この理論的立場が修復的司法（Restorative Justice）と同じ方向性を共有することは明らかであろう。修復的司法の主唱者ジョン・ブレスウェイトも，治療的法学と修復的司法とが共通するものを多くもっていると好意的に言及している（Braithwalt, 2002）。

2　ドラッグ・コート／治療的法学への批判

裁判官は公正，公平，客観的で感情に左右されない審判者たるべしというのが，伝統的な司法の要求であった。裁判官に対する抑制としては，政府の他部門，連邦制，司法権のヒエラルキーにおける裁判所の位置から生ずる「構造的抑制」，憲法の趣旨，制定法，判例に従うように求められる「解釈的抑

[註6]　Winick & Wexler（2003）6頁

表1 伝統的裁判手続きと変化的裁判手続きとの比較

伝統的プロセス	変化的（transformed）プロセス
紛争解決	問題解決，紛争回避
法的効果	治療的成果
対審構造	協同的（collaborative）プロセス
クレイム・事件志向	人間志向
権利に基礎を置く	利益／ニーズに基礎を置く
判決重視	判決後および代替的紛争解決（ADR）の強調
法の解釈と適用	社会科学の解釈と応用
審判としての裁判官	コーチとしての裁判官
過去向き	未来向き
先例に基づく	計画作成に基づく
少数の参加者，ステイク・ホルダー	広範な参加者とステイク・ホルダー
個人主義的	相互依存
リーガリスティック	常識的
形式的	非形式的
効率的	効果的

制」，そして公正，公平，客観的で感情に左右されない判断を実現するため裁判官が自らに課する「個人的抑制」があげられる[註7]。

　ドラッグ・コート／問題解決型裁判所の裁判官はこのような裁判官像とは大いに異なる。そこでは裁判官が法廷ドラマの主役である。彼らは被告人に直接語りかけ，励まし，慰め，肩入れし，拍手を送り，あるいは叱りつけ，罰を与える。ホラ判事らは述べる。「薬物治療裁判所の裁判官はチームのリーダーである。ドラッグ・コートの要求する司法役割を効果的に遂行するためには，裁判官は伝統的な方法に頼ってはいられない。伝統的な独立した客観

[註7] ノラン（2006）153頁

的な判定者という役割から足を踏み出し，依存の疾病モデルと薬物乱用者の行動パターンの理解にもとづいた新たな専門的技能を展開してゆくことが，裁判官に求められるのである。被告人と頻繁に接触し，被告人の事件を取り扱うのは一人の判事だけだという事実が，被告人と裁判官の間に持続的で良好な関係を進展させる。この一対一の関係が率直さを促進し，被告人の回復の強力な原動力となるのである。依存者の性格の欠陥にお説教をするかわりに，裁判官は聴罪司祭，タスクマネージャー，チアリーダー，そして先導者役を引き受けるのである」(Hora et al., 1999)。

　ドラッグ・コート裁判官はAAやNAなどのミーティングへの出席回数を増やすことから，刑務所への1カ月間の拘禁，失敗した者を通常手続きに戻すことまで，多種多様な制裁手段をもち，幅広い裁量権を行使する。またドラッグ・コートの裁判官は，ドラッグ・コートの広告塔でもあり，法廷の外でも前例のないほどに積極的な活動をしている。たとえば裁判官らはプログラムへの支持を集めるキャンペーンを張り，メディアとの関係を築き，警察からの支援を得，コミュニティの支持を獲得すべく働きかけ，あるいは連邦議員や州議員に対するロビー活動も行う。自ら各種財団に寄付金を募り，ドラッグ・コート設立のため，自分で非課税の非営利財団を設立した裁判官もいるほどである[註8]。

　むろんこのような裁判官のあり方には批判もある。裁判官が資金集めに直接関わることには職業倫理上問題があるのではないかと疑問を呈する裁判官もいる[註9]。また，裁判官と被告人との間に親密な関係が築かれるなかで，司法の公正さを一定水準に保つことは可能なのか，判決の公平性，一貫性は担保されうるのかという疑問が生じてくる[註10]。デンヴァーのドラッグ・コートの失敗に関する論文「ドラッグ・コート・スキャンダル」(Hoffman, 2000)

[註8] ノラン（2006）150〜155頁。「ドラッグ・コートを売り込む」ことはドラッグ・コートの実務家たちに積極的に奨励されている。
[註9] ノラン（2006）153頁
[註10] ノラン（2006）161頁

を書いたホフマン判事は，対審構造を放棄したことで，裁判官に対する制度的抑制が失われ，デュー・プロセス等，対審構造の内蔵する基本原理が危機にさらされるのではないか，ドラッグ・コートのチーム・アプローチは裁判官の独立と相容れない，また裁判官の裁量権が過大であり，裁判官ごとの量刑格差が大きいうえ，任期中は一人の裁判官の量刑哲学が制度化されることになると，懸念を示している。またどの時点で刑罰を科すか医療を施すかを判断するのは立法の問題であり，また医療的トリートメントの提供は行政府の機能であるためドラッグ・コートの裁判官は立法機能，行政機能の双方に越権しており，三権分立に反するのではないかとの指摘もある（Hoffman, 2002）。

3　社会復帰理念批判との重なり

　ドラッグ・コート／問題解決型裁判所の病理モデルは，社会復帰理念あるいは刑罰の治療モデル，また少年裁判所の理念と多くの点で重なり合う。1970年代に社会復帰理念に対して向けられた批判，すなわち，不定期刑，個別的処遇，裁判官の過大な裁量権への批判，国家による強制的トリートメントへの批判（Allen, 1981）は，より先鋭化されたかたちでドラッグ・コートにもあてはまる。対審構造でない法廷でカリスマ的な裁判官が父親のごとく少年を指導していた少年裁判所は，ドラッグ・コートをはじめとする今日の問題解決型裁判所の先駆者とされるが，保護の名の下に行われる明らかな不利益が違憲と判断された1967年のゴールト判決 [註11] 以来，デュー・プロセスを導入した今日の少年裁判所は，もはや成人裁判所とほぼ変わらないものになっている。

　デュー・プロセスの要請と治療／社会復帰という目的がどの程度整合しうるのか，それらはそもそも両立可能であるのかという問題は，被告人の生活全体への干渉度のより高いドラッグ・コート，問題解決型裁判所においては，

[註11] In re Gault, 387 U.S.（1967）

より真剣に考慮されねばならないだろう。

V　むすび

　その急激な発展とともに，ドラッグ・コートとその理論的根拠とされる治療的法学への批判がなされるにつれ，ドラッグ・コートは当初ほど声高に治療的法学との連携を標榜しなくなった。その正当化にあたっては，治療的法学よりも，具体的エビデンスを根拠とするその有効性，効率性，経済性の主張へと強調が移ったように見受けられる。他方，ドラッグ・コートをはじめとする問題解決型裁判所で活動してきた現場の裁判官からは，治療的法学への法理論的批判に応えようとする努力が続けられてきた〈一例として，ブルックバンクス（2007，2008）〉。ドラッグ・コートと問題解決型裁判所が急速に発展するなか，経済効率と結果オーライのデータだけに依拠してドラッグ・コートを正当化することには，治療的法学の論者らからも懸念が表明されている（Wiener et al., 2010）。

　両者の結びつきが以前ほど声高に主張されなくなったのは，治療的法学の考え方がドラッグ・コート／問題解決型裁判所の実務において一般化，常識化したせいとも言えるかもしれない。治療法的法学の論者たちからは，問題解決型裁判所で培われた治療法学的な技術的知識やスキルを，一般的伝統的裁判実務にも拡張すべきとの提案がなされている（Jones, 2012 ; Wexler, 2014）。今後の理論的展開が注目される。

文献 ·······

Allen FA(1981)The Decline of the Rehabilitative Ideal. New Haven : Yale University Press.

Braithwait J(2002)Restorative Justice and Therapeutic Jurisprudence. Criminal Law Bulletin 38-2 ; 244-262.

ウォーレン・ブルックバンクス［荻野太司, 吉中信人 訳］(2007)翻訳 治療的法学――裁判とのかかわり(1). 廣島法學 31-2 ; 210-199.

ウォーレン・ブルックバンクス［荻野太司, 吉中信人 訳］(2008)翻訳 治療的法学——裁判とのかかわり(2). 廣島法學 31-4 ; 282-271.

Drug Courts Standards Committee (1997) Defining Drug Court, 10 Key Components. Bureau of Justice Assistance.

Hoffman MB (2000) The Drug Court Scandal. North Carolina Law Review 78 ; 1437-1534.

Hoffman MB (2002) The Denver Drug Court and Its Unintended Consequences. In JL Nolan Jr. & L James(Eds.)Drug Courts in Theory and in Practice. New York : Aldine de Gruyter, pp.67-87.

Hora PF, Schma WG & Rosenthal JTA (1999) Therapeutic Jurisprudence and the Drug Treatment Court Movement : Revolutionizing the Criminal Justice System's Response to Drug Abuse and Crime in America. Notre Dame Law Review 74 ; 439.

Jones MD (2012) Mainstreaming Therapeutic Jurisprudence into the Traditional Courts : Suggestions for Judges and Practitioners. Phoenix Law Review 5-4 ; 753-775.

King RS & Pasquarella J (2009) Drug Courts : A Review of Evidence. Sentencing Project.

小林寿一(2004)治療的法学(Therapeutic Jurisprudence)の発展と刑事司法への応用. 犯罪社会学研究 29 ; 128-132.

National Association of Drug Court Professionals, Adult Drug Court Best Practice Standards, Volume 1 (2013) , Volume 2 (2015) https://www.nadcp.org/wp-content/uploads/2018/12/Adult-Drug-Court-Best-Practice-Standards-Volume-I-Text-Revision-December-2018.pdf, https://www.nadcp.org/wp-content/uploads/2018/12/Adult-Drug-Court-Best-Practice-Standards-Volume-2-Text-Revision-December-2018.pdf［2022年1月7日閲覧］

National Drug Court Resource Center, Treatment Court Maps (2021) https://ndcrc.org/wp-content/uploads/2021/08/2020_NDCRC_TreatmentCourt_Count_Table_v8.pdf［2022年1月7日閲覧］

National Institute of Drug Abuse (2006) Principles of Drug Abuse Treatment for Criminal Justice Populations : A Research-Based Guide. National Institute of Health Publications.

National Institute of Justice (2006) Drug Courts : The Second Decade.

Nolan JL Jr. (2001) Reinventing Justice : The American Drug Court Movement. Princeton University Press.

ジェームズ・L・ノラン［小沼杏坪 監訳］(2006)ドラッグ・コート——アメリカ刑事司

法の再編. 丸善プラネット.

マリカ・オーマツ［指宿信, 吉井匡 訳］(2007)トロントにおける問題解決型裁判所の概要──「治療的司法」概念に基づく取り組み. 立命館法學 ; 1181-1194.

United States Department of Justice (2010) Attorney General Eric Holder Speaks at the National Association of Drug Court Professionals 16th Annual Conference. (http://www.justice.gov/ag/speeches/2010/ag-speech-100603.html ［2022年1月7日閲覧］)

US Government Accountability Office (2005) Adult Drug Courts : Evidence Indicates Recidivism Reductions and Mixed Results for Other Outcomes.

Wexler DB (2014) New Wine in New Bottles : The Need to Sketch a Therapeutic Jurisprudence 'Code' of Proposed Criminal Processes and Practices. Arizona Summit Law Review 7 ; 463-479.

Winick BJ (2003) Therapeutic Jurisprudence and Problem Solving Courts, Fordham Urban Law Journal, vol.30 No.3. ブルース・J・ウィニック［森村たまき 訳］(2021)治療的法学と問題解決型裁判所. 治療的司法ジャーナル 第4号. (https://www.seijo.ac.jp/research/rctj/publications/journal/jtmo4200000015hu-att/a1614907817391.pdf ［2022年1月7日閲覧］)

Wiener RL, Winick BJ, Georges LS et al. (2010) A Testable Theory of Problem Solving Courts : Avoiding Past Empirical and Legal Failures. International Journal of Law and Psychiatry 33 ; 417-427.

Winick BJ & Wexler DB (Eds.) (2003) Judging in a Therapeutic Key. Carolina Academic Press.

第11章

人が生き方を変えるとき
アミティにおけるコミュニティと語り

坂上 香

I はじめに

　筆者は援助者でも，医療従事者でも，研究者でも，アディクションの当事者でもない。「傷と変容」をテーマに映像を作り続けてきた映像作家である。主に米国の矯正施設で取材してきたが，そこでは「更生不可」の烙印を押された数多くの粗暴犯が，20年余りの間に生き方を変えていく過程を目の当たりにしてきた。

　受刑者の多くには深刻な被害体験があり，それが反社会的な価値観に影響を与えてきたことがさまざまな研究から明らかになっている。筆者も日米の矯正現場でそのことを痛感してきた。端的に言うと，刑務所という場は未処置の傷（untreated trauma）を抱える人々で溢れている。そしてそれは，アディクションの文脈に置き換えることができる。アディクション自体が，未処置のトラウマの症状の一つと考えられるからだ（Miller, 1983）。

　米国の矯正施設では，それはとりわけ薬物依存という形で現れている。米国司法省によると，受刑者総数の8割以上に違法薬物の使用体験が見られ，その7割が常習者であるから，実に受刑者の半数以上が常習者ということになる。

　松本（2013）は本書の第1章でアディクション臨床を，薬物療法では解決

しえない「痛みを抱えたヒトの支援」であるとした。そして依存対象の違法性に関係なく支援の対象とすべきだと強調している。前述の状況からも，刑務所にこそ「痛みを抱えたヒトの支援」が必要なことは明らかであるが，その発想は広まってこなかった。なぜなら，受刑者は刑罰の対象だからだ。

　粗暴犯の暴力防止に30年間尽力してきた精神科医Gilliganは，刑罰自体が暴力を誘発する装置だと断言する。ゆえに全ての刑務所を絶し，治療共同体（Therapeutic Community：TC）への転換を提唱してきた。彼の思い描くTCとは，人格を歪め人間性の発達を妨げてきた傷を治療する場であり，人間愛や尊厳を学ぶ学校である（Gilligan, 2001）。

　理想論に聞こえるかもしれない。しかし，その動きはすでに始まっており，刑務所内にTC的発想を取り入れる発想がそれである。それは刑務所内TC（in-prison TC, prison-based TC）と呼ばれ，世界規模で広まりつつある。英米両国では1960年代に始まり，一旦すたれたが，1990年代以降，主に薬物依存症対策として再び活性化している（Vandevelde et al., 2004）。日本でも一部の刑務所で，2008年以降取り入れられている[註1]。

　なかでも注目すべきは，米国の「アミティ」（Amity Foundation）である。刑務所内TCの先駆的存在であり，独特のアプローチと再犯率の低さに定評がある[註2]。本章では，そのコミュニティのあり方と語りに焦点を当て，アディクションアプローチの一つとして論じていきたい。

[註1] 島根あさひ社会復帰促進センターにおける活動の柱の一つがTCであるが，TCに特化したユニットも存在する。ただし，その対象はアディクションに限定されていない。本書の第6章で藤岡（2014）も言及しているので参照のこと。
[註2] 再犯率が75％を超える刑務所において，アフターケアとの組み合わせで20％以下に抑えるという効果が見られたものの，最近の調査では，参加期間が3カ月未満の場合は効果が見られないという結果が出た。長期参加の必要性が指摘されている。

II TC（未知）との遭遇

1 衝撃

　1995年，取材でアリゾナ州ツーソンにあるアミティの拠点を初めて訪れた筆者は，「未知との遭遇」を体験した。犯罪者の社会復帰施設と聞いて思い浮かんだのは閉鎖的で規律的な空間だった。ところが目の前に立ち現れたのは別世界であった。

　塀のない緑溢れる敷地，暖色系の建物郡，バーベキューの煙，走り回る子どもたち，気さくに話しかけてくるレジデント（参加者），円卓を囲んで暴力の体験を真剣に語りあう老若男女，テラスで社会学の本を読みふける少女……。

　一言で言うなら，インクルーシブで人間的な，大学のキャンパスのような場所であった。そして，それがTCという実践的理論に基づいていることを後になって知った。

2 TCとは何か？

　TCとは何か。活動の内容や形態が多様化しているので一括りにするのは難しいが，De Leon（2010）によると，社会的自己の発展と新しい生き方を目指し，その変化を仲間の力（コミュニティ）を使って達成しようとする活動のことである。

　さらにKennard（2004 : 296）は，活動の目的や対象者によって特徴や詳細が異なることを指摘したうえで，次の5つの要素を現代のTCの共通点としてあげている。

　　1. 従来の権威的な治療関係からの脱却。あらゆる資源，スタッフ，患者，親族がそれぞれ意識的に治療にかかわっていく施設であり，従来の患者観や役割の変化を伴うこと。

2. 実際に暮らしながら学ぶ環境。メンバー（スタッフと患者）が共に暮らし，作業をするなかで，とりわけ危機に直面した際に，その全貌を学ぶ機会として捉えること。
3. 許容性。全てのメンバーは互いの幅広い行動──理解に苦しむような行動や社会的に逸脱した行動──に対して寛容であること。
4. 「問いの文化」が存在すること。困難な状況に対して正直な問いかけを行い，常識とされることや教義上の思い込みを常に意識化し，これに挑む姿勢があること。
5. 社会で体験した関係性の困難を検証し，そこから学ぶための定期的な場。グループ，コミュニティ・ミーティング，個別のセラピー，日常的な関係性において再体験や再演の機会を持つこと。

　ここでは〈患者－医療者〉の関係が前提とされているが，それはTCの発祥が英国の精神科病院であったことと関係が深い。
　TCの系譜は大別すると二つあり，1940年代半ばにMainやJonesが英国の精神科病院内で行った「精神医療型」と，1958年に米国のアルコール依存者Dedrichが始めたSynanonの「当事者型」に分けられる。アミティは後者の当事者型で[註3]，創設者の三人全員がSynanon出身者である（うち二人は薬物依存当事者）。よってアミティの場合は，〈患者〉の部分が〈参加者〉や〈受刑者〉に，〈治療〉の部分が〈回復〉や〈育ち直し〉という呼称に置き換えられる。

3　アディクションの捉え方

　アミティは「薬物（物資）依存症を対象とするTC」を標榜している。しかし，実際には薬物に限定されない，あるいはアディクションでは括りきれな

[註3] 医療モデルとの混同を避け，さまざまなレベルでの学び合いを強調して，最近ではTeaching and Therapeutic Community（TTC）と自称している。

い多様な問題を扱っている。彼らの考えはこうだ（Stevens et al., 1997 : 131）。

　　アディクションは症状に過ぎない。問題の核心ではない。薬物の使用
　をやめたり減らしたりということではなく，生き方の包括的変化を私た
　ちは目指している。もし生き方に包括的変化が起こるとすれば，エモー
　ショナル・リテラシーの獲得とともに，価値観の変容も起こりうるだろ
　う。その結果，他者や法律への従属によってではなく，自分自身の判断
　で行動できるようになるだろう。それは，セルフヘルプという方法によっ
　て実現されうる。

　興味深いのは，同じセルフヘルプ形式の「12ステップ」（アディクション
を病とみなし，無力であることを認め，「使用しない状態を継続」していく発
想に基づく）との違いである。アミティはアディクションを病とみなしては
いない。だから無力だと考えない。依存対象の焦点化もしない。むしろ，問
題を生み出している根本的原因に目を向け，本人が主体的に変わろうとする
ことで，結果的に依存症を含む反社会的行動が解消されていくという立場を
とる。

Ⅲ　コミュニティの力

1　施設形態と運営の特徴

　活動内容は時代や状況に応じて変化するが，施設の形態はおおむね次の三
つに大別される。

　　1. 社会復帰のための共同生活，移行，継続プログラム（ダイバージョ
　　　　ンやドラッグコートなどから送られてくる比較的軽度の薬物事犯が
　　　　中心の社会復帰施設から，仮釈放中や保護観察中の受刑者向けまで

施設によって対象が異なる）
2. 刑務所内TC [註4]
3. アウトリーチ，地域ベース，予防プログラム（通所型）

　1990年以降のカリフォルニア州では2. に活動の重点がシフトしたため，1. や2. も刑務所との関係が深い。特に同州の1. は，仮釈放中や保護観察下の受刑者が入所する刑務所のアフターケア施設だ。ニューメキシコ州の3. はホームレスや低所得地域の女性を対象にしているが，リラプス（再発）を初めとした再犯予防が中心のため，参加者は元受刑者で，累犯者が多い。参加の条件や期間は施設によって異なるが，原則として薬物依存者であることと，3カ月から1年半程度の参加が司法機関から義務づけられることが多い。

　いずれの施設でも進度に合わせたカリキュラムがあり，独自のワークブックを使用している。ただし突発的に起こる問題こそ「生きた課題」と考えられ，スタッフには柔軟な対応が求められている。スタッフ同士のグループや研修も定期的に行われ，課題の共有がさまざまなレベルで意識的に行われている。

　スタッフに占める「当事者」の割合が高いのもアミティの特徴である。変貌を遂げたスタッフが肯社会的な生き方を体現することで，参加者は自分も変わりうるという希望を見出すことができる。「私もそこに居た」というスタッフの経験が何よりも説得力を持つ。刑務所内TCも同様で，出所から数年を経た元受刑者がスタッフとして雇用されることも珍しくない。また，女性の登用にも積極的であるが，それは女性の語りが参加者に肯定的な影響を与えるからだ（坂上，2012）。

_____

[註4] 現在はカリフォルニア州の5つの刑務所（男女）とニューメキシコ州の2つ（女性）のみだが，1980年代にはテキサス州やアリゾナ州でも展開されていた。

2 育ち直しの場としてのコミュニティ

　通常，社会復帰をrehabilitation（リハビリ）と呼ぶが，アミティではあえてhabilitation（育ち直し）と表現する。リハビリは元に戻ることを前提とするが，育ち直しは基本的なスキルを一から身につけ直し，反社会的な価値観から肯社会的な価値観に転換することを意味する。

　家族関係の築き直しもその一つである。たとえば，ここでは立場に関係なくファーストネームで呼び合い，時にはファミリーや兄弟姉妹とも呼ぶ。それは血縁に基づいた家族や養育環境が，幼い頃から彼らの安全性を脅かす場であったことと関係している。生育過程のなかで学んでしまった極端に不均衡で危険な関係から，平等で安全な人間関係に転換するのは容易なことではない。家族やコミュニティのさまざまな役割を担い合うことで，新たな関係性を学び直すことを目指している。

3 家族を巻き込むコミュニティ

　さらに一部の施設では，グループプロセスを使って実際の家族の関係性を修復する試みも行っている。複数の家族同士が語り合うファミリーグループと呼ばれる場である。

　いわゆる家族セラピーや家族会と違うのは，アミティに暮らす参加者本人を含めた複数の家族が週に1度集い，スタッフのファシリテーションによってそれぞれの家族の問題をオープンに語り合うという点である。3カ月に1回，週末ワークショップも開催され，集中的に問題に向き合う機会もある。毎週の参加が義務づけられ，長年蓋をしてきた家族の秘密に直面しなければならず，他の家族とも問題を共有しなくてはならないため，参加を希望する家族自体少ないが，それでも参加を決意した勇気ある家族にとっては得るものが大きい。

　たとえば複数の家族の変容のプロセスに立ち合うことで，自分の家族からは見出すことができなかった気づきや共感が生まれる。さらに，長期にわたっ

てさまざまな葛藤を共に乗り越えることで，独特の連帯感が生まれ，家族同士の支援ネットワークが形成される。そのなかで不可能に思われていた和解や修復が起こっていく。個人レベルを超えた，よりダイナミックな変容が起こるという点で注目すべきだ。

4　エモーショナル・リテラシーを育むコミュニティ

「エモーショナル・リテラシー」（感情に振り回されるのではなく，自らの感情を理解し，使いこなす能力）も育ち直しの重要な要素の一つである。

たとえば，激しく怒り出した人が「今どんな気持ちか？」とスタッフに聞かれ，突然泣き出したり，茫然と立ち尽くすという光景が頻繁に見られる。心から泣いたり笑ったりしたことがないと口にする人も多い。Arbiterは，彼らが「感情のひだを理解する事ができず，人生で起きたさまざまな出来事についてどう解釈したらいいのかわからないまま，自らの感情を言葉にできずにいる」（坂上，2002：131）と指摘する。カリキュラムのなかに，音楽，アート，サイコドラマ，映画などの多様な表現方法が含まれているのは，さまざまな感情を引き出し，認識し直し，自らの感情体験を表現していくためである（坂上，2014）。

5　証人としてのコミュニティ

Millerは，「証人」という概念を使って，幼少期の被害性と成人後の加害性の関係を解いている。生育過程で子どもの異変に気がつき，寄り添おうとする大人の存在を「事情をわきまえた証人」，さらに傷の存在を認め，具体的な支援を行う大人の存在を「助ける証人」と名づけた[註5]。アミティ参加者の話

[註5] 筆者が企画構成をつとめたTV番組「閉ざされた魂の叫び──アリス・ミラーが解く子ども時代」（NHK BSII BS特集，1996）でMiller本人が解説。アミティを日本に紹介したのも本番組だった。

を聞くたびに，彼らがいずれの証人にも出会えていなかったことを痛感する。

　アミティでは，自らの傷を認め受容することと同じぐらい，他者の傷を認め，具体的に支援する重要性を意識させられる。互いにとっての「証人」を務めあうのだ。

Ⅳ　回復と成長を促す語り

1　無期刑受刑者の語り

　元無期刑受刑者レイエスの語りは，象徴的である。彼は殺人を犯してR・J・ドノバン刑務所に32年間服役した。刑務所内でアミティが運営するプログラムに15年あまり所属し，その間スタッフも務めた[註6]。2009年に釈放され，わずか2年後にある大学が主催したシンポジウム「刑務所とTC」でパネリストを務めたレイエスは，次のように語った（坂上，2012：259-260）。

　　私の旅は，今から15年余り前に始まりました。30年余り前に殺人を犯し，刑務所に服役している最中に全てが始まりました。私だけではなく，仲間の受刑者たちにも同じようなことが起こりました。たとえば，泣くという行為。私は何十年も涙を流していませんでした。10歳の時に性暴力にあいましたが，恐らく，その頃から泣くのをやめてしまったのだと思います。何十年もたってから最初に泣いたのは，ある映画を見て，話し合うというプログラムが終わった後でした。今でもよく覚えています。アミティの女性スタッフ，デニス・サッスーンの前でした。彼女もまた元薬物依存者で，元受刑者です。結局，私は一年間にわたって，来る日も来る日も泣き続けました。

［註6］R・J・ドノバン刑務所では，無期刑受刑者を準スタッフとして雇用している。

彼女（デニス）はレズビアンでした。最初は私自身，彼女のことを受け入れられませんでした。それは私自身の偏見のせいです。しかし，彼女は辛抱強く私につきあってくれ，仲間と共に，私が偏見に気付き，変わるように働きかけてくれました。同性愛，トランスジェンダー，黒人，白人，黄色人種，金持ち，貧乏人，病の有無など，自分と異なる背景やストーリーを持っていたとしても，それぞれのストーリーに意味があり，お互いから学ぶことがあるのだということを，そして暴力に頼らなくても生きていけるということを，私はそこで学びました。

2　語りとサンクチュアリ

　受刑者が自らを語り出すまでには時間を要する。レイエスも例外ではなく，最も時間を要したのは，自らの性暴力の被害体験であった。

　10歳の頃，彼は知人の男性からの性被害に遭っている。しかし，それを被害と認識できたのは事件後30年以上たってからである。グループで他の受刑者が性暴力被害について語るのを初めて目の当たりにしたとき，男が性暴力に遭うはずがないと思考停止に陥った。他者の体験を受容するまでに数週間を要し，さらに語られた他者の体験と自らの体験がつながるまでに数カ月を要し，そして自らの体験を声に出して語れるようになるには半年以上かかっている。

　メキシコからの移民労働者家庭出身の彼は，性暴力のほかにも，貧困，人種差別，ネグレクト，兄弟間の暴力などに日常的にさらされてきた。当然のことと片付けてきたこれらの問題についても繰り返し語り，自らの傷を確認していったが，語りを可能にしたのは，グループが「サンクチュアリ（安全な場）」として機能していたからだろう。

　アミティでは，本音で語り合える場のことをサンクチュアリと呼ぶ。スタッフや先輩格は新しいレジデントが心を開いて語れるように，自らの「恥ずべき秘密」を率先して明かすことを期待されている。ここでは，自己開示をすればするほど信頼感が増す（Yablonsky, 2000 : 542）。前述のレイエスのスピー

チも，数多くの語りを経て形成されてきたものだと言える。

3　語ることの意味と効果

　レイエスの性暴力の加害者は父親の親友であった。家族の留守中に訪ねて
きた加害者から自宅で被害に遭ったのだが，「誰にも言うな。親が知ったらど
う思うだろう？」と言い残して帰っていった。この事件の直後から彼は学校
で暴力事件を起こし，動物を殺し，マリファナを吸うようになっている。

　助けてくれる大人がいないなかで，子どもが気持ちを否定したり，隠した
り，感謝したり，忘れたりという行為をMillerは「生き延びるための戦略」
と呼ぶ。あってはならないことが起こったという感覚は，恥と罪悪感を生む。
レイエスが性被害後にとった暴力行動は，そのような感情を封じ込めるため
の行為だったと解釈できる。加害者が知人だったこともあり，誰にも相談す
ることができなかったレイエスは，薬物や暴力を使うことで子ども時代を生
き延びてきたのではなかったか。

　しかしこの「生き延びるための戦略」は，生き難さを加速させていく。ア
ディクションはその顕著な例だろう。レイエスの違法薬物使用はエスカレー
トし，殺人を犯した際もコカインとアルコールの影響下にあった。この暴力
の構図は，無意識のまま数十年にわたって反復されてきたのだった。

　アミティの刑務所内TCにつながったレイエスは，グループのなかで自らの傷
について語ることを学んだ。傷を語るという行為は，言葉にすることで経験を
自己から分離し，経験を相対化して，自らの経験として受け止め直す営みだ。
アミティでは，仲間の語りに応答することをresponsibility（response+ability
／応答能力＝責任）と位置づけているから，語りの場にはさまざまな反応が
起こる。それは，傷にさまざまな角度から光を当てることでもあるから，語
り手にも聴き手にもさまざまな気づきが立ち現れてくる。強い感情も伴う。

　また，長年放置してきた傷は一度語るだけでは相対化しきれず，受け止め
直すこともできないから，繰り返し語ることが求められる。いくら語ったか
らといって，傷はなくなるわけではないが，その見え方（意味）は変わって

くる。そして，断片的だった記憶や体験が徐々につながり，自分の経験とし
て統合化されて，ようやく自分の人生を生きられるようになる。

　レイエスもまさにこのプロセスのなかで，新しい人生（薬物も暴力も使わ
ずに済む生き方）を獲得していったのだと思う。

V　日本の場合

　日本でも刑務所内TCが開始したことは冒頭で触れたが，そこではアミティ
のカリキュラムを取り入れている。修了者の一人であるAが，出所間もなく
筆者に次のように語った。

> 　TCはキツイ。そりゃあ，めちゃくちゃキツかったですよ。つらい過去
> をほじくり出して，つきつめて考えなくちゃならないわけですから。作
> 業してるほうが全然楽。考えなくてすみますからね。でも，あれ（TC）
> がなかったら今の自分はないと思ってます。

　覚醒剤依存者だったAは，出所と同時に民間の回復施設に移り住んだ。そ
こは「12ステップ」を基本としているからアミティの手法とは異なる。応答
の不在に物足りなさを感じてはいるものの，日常的に仲間の語りに触れ，自
らを語れるその場所をAは「サンクチュアリ」と呼んだ。そして，「仲間の反
応に期待するんじゃなくて，自分が何をどう語るか，自分が問われている気
がするんです」と言った。TCのプロセスを通して，語る／聴くことが何より
の薬であることを実感し，サンクチュアリは自らが率先して作るものだとA
自身が学んできたからだろう。頼もしく感じた。

　18年前の映画「Lifersライファーズ──終身刑を超えて」（坂上香 監督,
2004）公開時には，TCが国内の刑務所で実現するとは夢にも思っていなかっ
た。導入から6年が経過し，参加者における社会的問題解決能力の向上など
の効果も認められている（毛利ほか，2014）。そしてAのような刑務所内TC

出身者がすでに全国に散らばっている。そのこと自体が希望だ。

　しかしその一方で，出所直後から回復施設で暮らせるＡのようなケースは稀である。依存対象によっては受け入れ施設が見つからない。それ以前に徹底した「密行主義」が原因でニーズ自体見えてこない。加えて，薬物使用者に対する刑の一部執行猶予制度が近く始まる。全国に拠点を持つダルクなどの民間組織と司法制度との連携が重要なことは言うまでもないが，同時に，支援の幅を広げる必要性を感じる。

VI　おわりに

　アミティの取材で実感させられてきたのは，いかにつらい体験であったとしても，語られなければ，その体験に囚われ続けてしまうということであり，語りなくして生き方の変容は難しいということである。

　国内でもようやく始まったTCという場が，沈黙を強いる場に逆戻りしないために，そして表面を取り繕った名ばかりのプログラムやカルトと化してしまわないために，さまざまな工夫が必要である。関係性に潜む権力を常に意識し，本音で語りあえる「サンクチュアリ」を心がけ，互いが「証人」の役割を担いあう人間的なコミュニティを意識的に作っていく必要がある。それは当事者である「彼ら」だけの問題ではない。傷を放置してきた社会として，そして「証人」としての「私たち」の問題でもある。

文献 ··

De Leon G（2010）Is the therapeutic community an evidence-based treatment? : What the evidence says. Therapeutic Community Research 31-2 ; 104-128.

De Leon G, Melnick G, Thomas G, Kressel D & Wexler HK（2000）Motivation for treatment in a prison-based therapeutic communities. American Journal of Drug Alcohol Abuse 26-1 ; 33-46.

藤岡淳子(2014)「力」のアディクション──封印された「恐れ」と「暴力」. 臨床心理学 14 ; 278-284.

Gilligan J（2000）Punishment and violence : Is the criminal law based on one huge mistake?. Social Research 67-3 ; 745-772.

Gilligan J（2001）Preventing Violence. Thames and Hudson, Ltd.

Graham WF & Wexler HK（1997）The Amity Therapeutic Community Program at Donovan Prison : Program description and approach. In : G De Leon（Ed.）Community as Method. Praeger, pp.69-86.

Kennard D（1998）An Introduction to Therapeutic Communities. Jessica Kingsley Publishers.

Kennard D（2004）The therapeutic community as an adaptable treatment modality across different settings. Psychiatric Quarterly 75-3 ; 205-307.

松本俊彦(2013)アディクション——精神医学の「鬼っ子」. 臨床心理学 13 ; 435-443.

Miller A（1983）For Your Own Good : Hidden Cruelty in Child-rearing and the Roots of Violence. Farrar Straus Giroux.（山下公子 訳(1983)魂の殺人——親は子どもに何をしたか. 新曜社.）

毛利真弓, 藤岡淳子(2011)受刑者のトラウマ体験とその対応——刑務所内治療共同体での実践. トラウマティック・ストレス9-1 ; 86-91.

毛利真弓, 藤岡淳子, 下郷大輔(2014)加害行動の背景にある被虐待体験をどのように扱うか?　Journal of Japanese Clinical Psychology 31-6 ; 960-969.

Prendergast ML, Hall EA, Wexler HK, Melnick G, & Cao Y（2004）Amity prison-based therapeutic community : 5-years outcomes. The Prison Journal : Pennsylvania Prison Society 84-1 ; 36-60.

坂上香, アミティを学ぶ会 編(2002)アミティ・「脱暴力」への挑戦——傷ついた自己とエモーショナル・リテラシー. 日本評論社.

坂上香(2004)コミュニティ・オブ・チョイス——犯罪者の更生施設から見た家族問題とオルタナティブ. 現代思想32 ; 116-123.

坂上香(2012)ライファーズ——罪に向きあう. みすず書房.

坂上香(2014)"痛み"の変容における協働的アート. 医学のあゆみ248 ; 179-182.

Saum CA, O'Connell DJ, Martin SS. Hiller ML, Bacon GA & Simpson DD（2007）Tempest in a TC : Changing treatment providers for in-prison therapeutic communities. Criminal Justice and Behavior 34 ; 1168-1178.

Stevens SJ, Arbiter N & Mcgrath R（1997）Women and children : Therapeutic community substance abuse treatment. In : G De Leon（Ed.）Community as Method. Praeger, pp.129-141.

鈴木純一(2014)集団精神療法——理論と実践. 金剛出版.

Vandevelde S, Broekaert E, Yates R & Kooyman M（2004）The development of the therapeutic community in correctional establishments : A comparative retrospecive account of the 'DEMOCRATIC' Maxwell Jones TC and the hierarchical concept-based TC in prison. International Journal of Social Psychiatry 50-1 ; 66-79.

Wexler HK & Prendergast ML（2010）Therapeutic communities in united states' prisons : Effectiveness and challenges. Therapeutic Communities 31-2 ; 157-175.

Yablonsky L（1989）The Therapeutic Community : A Successful Approach for Treating Substance Abusers. Gardner Press.

Yablonsky L（2000）Juvenile Delinquency : Into the 21st Century. Wadsworth Press.

第12章

痛みを生き延びるための アディクション
当事者の視点から

倉田めば

I はじめに

　アディクション当事者として，痛みを生き延びるためのアディクションというタイトルで書くようにとのご依頼をいただいた。私は現在，大阪ダルクという薬物依存症のリハビリテーション・センターで施設長をしている。薬物依存症の当事者であり，37年ほど前からクリーン（薬物を使わない生活）を続けている。PCの前に座り，何を書いていいのかぼんやりしたままに，言葉を走らせている。

　痛みと言うと，身体的なものにしろ精神的なものにしろ，鋭角的でなにかはっきりした感覚だと思いたい傾向がある。曖昧な頭痛や局所の定まらない痛みを人に伝えるのはむずかしいと以前から思っている。アウトフォーカスな痛みだと自分で誇張して作り出しているような錯覚に陥ってしまい，どこが痛いのか，どのくらい痛いのか確信の持てない自分自身に疑心暗鬼になったりする。痛いところを見定めようとすると，本当は痛くないのではないかという考えが同時に浮かんでくるのだ。この痛みの確からしさにとらわれす

ぎるというとらわれから手っ取り早く抜け出す方法は，痛みがわからなくなるくらい痛み止めを飲んだり，シンナーなどでボケてしまうことだ。痛みを止めることにはリミット設定ができるが，痛みをわからなくすることにはいつもコントロール未遂がともなっていた。加えて私にとって薬物は，痛みより痛まぬふりに効く必要があった。「なぜ私は薬物を使ったのか？」という問いに対する答えも，30年余の間に何度か変化してきている。

II　幻覚が見たかったから

　シンナーや鎮痛剤でいつもラリっていたころ，パトカーに乗せられて連れて行かれた警察署や精神科の診察室で，「なぜ薬物を使ったのか？」と聞かれた記憶はない。あるいは覚えていないのかもしれない。リハビリテーション施設（ダルクはない時代だったので，アルコール依存症の回復施設につながっていた）や自助グループのグループミーティングでは，薬物を使い始めた理由に言及するようなテーマが時々は出されていた。わたしはいつも「幻覚が見たかったから」と話していた。ちょうどいい理由だったと思う。まだまだ見たくないものが，心の奥でひっそりと息を殺していたからだ。それに使い始めた理由があまり重要だとは思わなかった。そんな昔のことよりも，どうやって薬物をやめ続けていくか，そちらのほうがずっと大事だった。

　痛むところを定めぬまま，その曖昧さをスルーしたままやりすごすというのも，薬物依存からの回復段階の初期においては，安全で妥当なものだったのかもしれない。再びアディクションへ戻りかねない発火点に，わざわざ火の粉を散らす必要はないのである。リハビリテーション施設を卒業後9年ほどは，フリーのカメラマンとして重い機材を担いであちこち飛び回る撮影の仕事と，家庭，そして週に何度か顔を出す薬物依存の自助グループでの活動で日々の生活は埋まっていった。

Ⅲ　念願の「悪い子」に

　生き延びる手段としてのドラッグ，という言葉が長い眠りから目覚めた蛇のように，舌を伸ばしながら私のなかで蠢きはじめたのは，高まりつつあったACブームの影響下においてだった。カメラマンをやめ，薬物依存のリハビリテーション施設，大阪ダルクの専従スタッフになったころと時を同じくしている。ダルクなどやらずに，カメラマンをもし続けていたなら，沈潜していた蛇を呼び起こすようなしちめんどうくさいことはしなかったかもしれない。また，ダルクというところは，薬物依存者の本人以上に，その家族の相談が飛び込んでくる場である。家族の大半は薬物依存者の親であり，その親に対して薬物依存当事者の私が相談にのっているのだから，投影も半端ではない。

　父は大手損保会社の管理職で転勤族，両親揃って教育熱心だった。私は12歳くらいから，それまで演じ続けていた絵にかいたような優等生の自分自身に吐き気を催すようになり，当時のアメリカ西海岸で流行していたヒッピームーブメントやドラッグカルチャーに惹きつけられていった。住んでいた北海道の地方都市で14歳の私はLSDや大麻を入手することもできず，自宅のトイレで誰に教えられることもなく一人でボンドを吸った。そのころはボンドもラッカーシンナーも「合法ドラッグ」であり，中学生が入手できるのは，このような有機溶剤か薬局で売っているピリン系鎮痛剤くらいだった。今の時代に中学生だったら昔のシンナー感覚で，おそらく危険ドラッグを使っていただろう。つまり，体に悪いから「ダメ，ゼッタイ」と警告されながらも，お手頃な値段で簡単に入手でき，なおかつ警察に捕まっても罰せられない薬物ほどニーズがあるのだ。

　薬物のおかげで念願の「悪い子」になれたわけである。

　高校に入ると生き延びる手段としてのドラッグは，さらになくてはならないものになってきた。高校入学の時点で北海道から京都府舞鶴市に引っ越しをした。高校に入学して1年間近く私は友人を作ることができなかった。た

まに用事で誰かが話しかけてきても，短い返事を返すだけでその後の会話が続かないから，教室にいてもいつもポツンと一人だった。学校に行っても毎日息苦しいだけだった。どうやって友人を作ればいいのかわからなかった。そんな状態がしばらく続くと，ますます自分の殻にとらわれて破ることが怖くなってできなくなる。この緊張感から解放されるために，昼休みになるとランチも取らず，駅のトイレや墓場に行って，ボンドの入ったビニール袋を吸いこんで息を吹き返すこともあった。

　そんな私に高校1年の3学期，学校のワルのグループの一人（いわゆるヤンキーだが）が話しかけてきた。いじめに遭うのかと最初はドキドキしたが違っていた。「シンナー吸ってるやろ，教えてくれ」と言われ，私は少しうれしくなってボンドを用意し，グループのみんなが居るところに出かけて行き，正しい吸い方をみんなに教えた。薬物をきっかけに私はそのグループに入った。友人ができ一緒に遊ぶようになった。「もう学校をやめる」と親にも言わなくなった。薬物によって私は危機を脱したのだった。

Ⅳ　「薬物を使った理由は話すな」

　こういった話を青少年の薬物問題にかかわる人たちの前ですると，うなずいたり時に涙を流しながら聞いてくれる人たちがいる一方で，ひんしゅくを買ったり，手ひどく批判を受けることがある。昨今では特に中高生向けの薬物乱用防止講演会などになると，あらかじめ「薬物を使った原因は生徒の前で話さないでください」と釘を刺されることさえある。薬物を使うことで助かることがあるから，私たちは使うのである。もちろんそれは，同時に薬物をやめる不安もあぶりだすのではあるが。

　ダルクの仕事をしながらずうっと傷ついてきたことは，このような一次予防と二次，三次予防の狭間で当事者として宙づりにされることである。司法的アプローチと医療・保健福祉的アプローチの狭間で，と言いかえることもできるだろう。それは，芸能人の薬物事件報道における過熱したバッシング

などにも言えて，まるで自分が責められているような気分にしかなれず，最近ではこういった報道番組はほとんど見ないことにしている。私のように長い間クリーンを続けている者でさえ，新たなスティグマを受けて心が痛いのに，薬物が止まり始めたばかりの人たちにはもっと悪影響を及ぼしていると思う。ましてや，薬物問題で助けを求めようとしている人たちは再び後ずさりするしかないだろう。

V　未遂遊戯

　高校3年の秋，つき合っていた年上の彼女から突然別れ話を切り出された。夏休みには一緒に旅行に行ったばかりなのに，何が何だかわからなかった。茫然としながら別れる理由を聞いた。私の母が，私と彼女を別れさせるようにと，彼女のお姉さんのところにまで押しかけて頼み込んだと言うのだった。高校3年の大事な時期に恋愛にうつつを抜かしている場合ではないということらしい。母からは何も聞かされていなかった。別れ際に私は彼女に約束をさせられた。「お母さんのこと怒らないで，指切りげんまん」。

　家に帰ると，洗面所にあった父の髭剃りの替え刃を持って2階の自室に上がり，手首をスーっと切ってみた。母への怒りが自分に向いた瞬間だった。リストカットという言葉は知らなかった（後に知り合ったリストカッターの女性詩人からそれは「未遂遊戯」だと教わった）。母を罰し，復讐し，悲しませるには薬物よりもリストカットのほうが有効だったと語っていた時期もあったが，痛くてつらすぎる感情から逃れるための出口を切り開くように，自分の肌にカミソリの刃を引いたというのが本当のところではなかったか。言葉は微妙でいい加減なものだ。私の様子がおかしいことに気づいた母が2階に上がってきた。母は泣いて二度とこのようなことをしないよう懇願していたが，私は無言だった。怒りを抑圧してまで，別れた彼女との約束を強迫的に守ろうとしていた。

VI 痛みで痛みを殺す

　ウニカ・チュルン（1975）の「暖かさへの希望を皆捨てて私は寒さを殺す」
という言葉を昔，精神科病院のベッドで読んだとき，自分のアディクション
行動もどこか似ているなと思った。孤独を感じたとき，もっともっとひとり
になるために私たちは薬物を用いることがある。薬物もそうだったけど，リ
ストカットは痛みで痛みを殺すスピードがはやい。以来，薬物依存とリスト
カットは私のなかでセットになり，自傷行為は薬物依存からの回復が始まる
時点まで，もう一つの表現行動となった。それにしても不思議なのは，何十
回と繰り返したリストカットの痕を，その痛みと共に思い出すことが現在は
ほとんどないということである。一方で，ダルクの仕事をするなかで目にし
た他人のリストカットの傷は，時々目に浮かんできて記憶から消えない。自
分の自傷キズより他人の自傷キズのほうが，生々しく鮮明なのだ。自分の傷
は，切ったあと少しずつかさぶたになっていき，毎回そのプロセスとつき合っ
ているからなのだろうか。あるいは他人の傷や痛みを生で目撃すると，それ
はそのまま痛そうな傷そのもので目をそむけたくなるが，自分自身のリスト
カットの傷や痛みは心の痛みをそらすための行為だったからあまり痛さを感
じなかったし，記憶としても残っていないのかもしれない。痛みを制するた
めの痛みにはあらかじめ鎮痛効果が備わっているのだろうか。

VII 苦痛のなかの安堵感

　リストカットでは切ると妙な安堵感があったが，薬物でも似たような感覚
の記憶がある。20代前半，精神科病院に入院したり，薬物がらみで突発的に
いろいろとしでかしながらも，大阪の写真専門学校を卒業し，新宿にあった
雑誌のヌード写真専門の製作会社にカメラマンとして就職した。プロの写真
の世界というのは，昔ながらの徒弟関係や丁稚奉公といった封建的な雰囲気

が残っており，アシスタントをしていた最初の3カ月は住み込みで，撮影が終わっても，モデルの遊び相手をさせられたり気の休む暇がなかった。有機溶剤は止まっていたが，鎮痛剤や睡眠薬の断続的乱用を繰り返しながら，できる限りコントロールして使っていた。ストレスもピークに達し，事務所で深夜にカメラの埃取りスプレーのガスをビニール袋に入れて吸った。そこから火がついてしまったのだろう。社長に懇願してアパートを借りてもらい，一人暮らしを始めた。お盆になった。アパートの住人たちが帰郷したのを幸いに，ラッカーシンナーを買ってきて2年ぶりに部屋で吸引した。その甘い味は格別だった。

　気がつくと朝。全身の筋肉や関節がつっぱって痛い。ところどころ，金槌でどつかれたみたいだ。胃も口のなかも石油くさくてムカムカするし頭もガンガンする。「ああ，吸っちゃったんだなぁ」と感じながらも，痛みとは裏腹に私は深い安堵のなかにいた。このおなじみの不快感や苦痛や吐き気がどうしてこんなに懐かしくホッとするのだろうと不思議だった。

Ⅷ　サイコドラマ

　クリーンが続いて11年くらい経った頃，ダルクの仕事の利用者との対人関係でくたくたになっていた。カメラマンの仕事を辞めてダルクを始めたことを後悔していた。ちょっとしたことですぐすごんでみたり，暴力的な感じの男性利用者のことが恐くて，もうダルクに行くのはやめて家にひきこもりたかったけれど，そういうわけにもいかなかった。

　そんな折，ある人のすすめで西尾和美さんというセラピストによるトラウマ治療のサイコドラマを行うリトリートワークショップに泊まりがけで参加した。参加者の大半は女性で，傷つき体験をサイコドラマのなかで再演し，その場で恢復していくというプロセスが次から次へと目の前で演じられていった。割り当てられた役割をドラマのなかで演じることに協力はしても，自分の傷つき体験を人前で再演することには最終日まで躊躇していたが，西尾さ

んのプッシュもあって舞台にあがった。私には，（そのこと）が大人になって
も尾を引いている記憶であるとか，トラウマであるとか断言する自信がなかっ
た。どうでもよかったとも言える。それよりも，ワークショップの間中，気
になり始めていたことがあったのだった。

　何かが憑依したように泣き叫んだり，悲しみが喜びの笑顔に変わっていく
姿を見たり，調子が悪くなって初対面なのに私のひざ枕に顔を埋めて放心し
ている若い女性をなす術もなく見下ろしていたりするうちに，体中のネジが
ゆるんでいくような感覚があった。それは，子どもの頃から私にはとっくに
わかっていたことだったが，認めてしまうと世界が一気に崩壊してしまうの
ではないかと思って避け続けていたことだった。私は自分が男として生まれ
てきたことにずーっと違和感を感じていた。

IX　トランスジェンダー

　やっと痛みの中心にあるものにピントがあった感じだった。それからとい
うもの，車を運転していても，道を歩いていても，性別違和のことばかり考
えているわけではないのに，突然涙がポロポロこぼれてきたりした（これは
自己憐憫なのだろうか？）。自己憐憫という感情は，クリーンが始まってリハ
ビリテーション施設で真っ先に学び，その感情に気づいたら，すぐにそこか
ら脱する術も心得ていたはずだった。もう薬物は使えないのだから自殺する
しかないのではないかと思い悩む日もあった。ある日ふらりと立ち寄った大
阪の新世界の本屋で一冊の本を手に取りめくってみた。アマチュア情報雑誌
『ひまわり』というB5判の本だった。他の女装雑誌やトランスジェンダー関
係の書籍も手当たりに手に取って読んでみた。

　ちょうどその頃，保健所の相談員の人から電話があった。保健所に相談に
来た薬物の問題を抱えた元ニューハーフの人をダルクに連れて行きたいので，
相談にのってほしいとのことだった。私は不安になった。自分自身がまだク
ローゼットの状態なのに，そこをとっくに乗り越えた人と対面するのは怖かっ

た。クリーンになって最も痛かったことかもしれない。逃げ出したかったし，「来ないでほしい。私はまだ準備ができていないのに」，そう思った。それは大島弓子作品の登場人物が語る呟きに似ていた──「いい…　もうしばらくここにこうしてる…　いたみをこらえていたほうがらくなんだ　いまは…」（大島，1976）。

　当日になった。保健所の相談員から電話があって，約束をすっぽかされたから，今日の相談はキャンセルしますとのことだった。電話のこちら側でやっと私は重圧から解放された。でも，突き付けられたナイフを奪い取って自分で自分を切り刻むには，私は回復しすぎていた。

　それから，間もなく今度は別のMTFトランスジェンダーの薬物依存者が，突然大阪ダルクに相談に来た。ニューハーフの仕事を辞め，今は生活保護を受給しているという。薬物依存の相談にのりながらも，わたしは気もそぞろで動揺しているのを気づかれぬよう繕うのに精いっぱいだった。自助グループや病院を紹介し，ときどき会ってはいたが，ある日突然の訃報を知らされた。若すぎる死だった。私は人の手助けをする仕事を続けていくのであれば，ジェンダー／セクシュアリティの問題にきちんと取り組まないとやっていけないと思った。

　生きる道は女になることでしかないと思い女装をしてみた。女装をした鏡のなかの自分に欲情している私は男ではないかと思うこともあったが，鏡のなかの私がどう考えても女だから欲情されてもいるのだと思うと，浮き浮きした気分になった。

　パートナーへのカミングアウト，女装クラブ，ジェンダー・クリニック，ホルモン療法，改名，ボイストレーニング，声を高くする手術と，何年もかかって少しずつ性別移行していった。しかし，そのプロセスにはまり込んでいく様は，アディクションそのものだと身近な人にも指摘され，返す言葉もなく笑うしかなかった。確かに，性別移行をしていくプロセスには私の最も深い痛みを取り除いてくれる作用があった。仮定の話は虚しいが，もし私が14歳の頃にGID（性同一性障害）治療が始まっていたなら，薬物に手を出すことよりも，どうやって女性ホルモンを手に入れるかということのほうに気

を注いだかもしれない。

X　わざわざ自分からおかしく

　また，あるとき，生まれつき男性でも女性でもない性を持った人に，「私は生まれつきで，別に望んでこの状態になってるわけじゃないのに，あなたはなぜわざわざ女になろうとするのか」みたいなことを言われて，ものすごく調子が悪くなった。過去の出来事がオーバーラップしたのだ。初めて精神科病院に入院したときに，同じ病棟に入院していた他の患者に，何の病気で入院してきたのかと聞かれ，シンナーの吸いすぎと鎮痛剤の乱用で入院したと答えたら，「自分はなりたくて精神病になっているわけではない。なのにあなたは自分から薬物なんかやっておかしくなってここにいる」と言われ，責められたような気分になり，うまく返答もできず黙り込んでしまったことがあった。アディクションとトランスジェンダー，どちらも自分からわざわざおかしくなっているという印象を人々に与えてしまい，自分でもそう思わされてしまうのだ。だから，依存症のミーティングに通い始めて，薬物依存は病気だと言われて胸をなでおろしたり，ジェンダークリニックの主治医に，なぜ自分はGID（性同一性障害）なのかを尋ねたら，高血圧の人がそうであるように，生まれつきの要素に後天的な要素が加わってそうなっているのだという説明を受け，救われたような気になったりした。

XI　おわりに

　ここまで，薬物依存者として，トランスジェンダーとして，痛みというキーワードにまつわる私自身のライフストーリーの断片を書き連ねてきた。現在から過去を覗くフィルターが変われば，体験談の色も微妙に変化をし，意味づけは時とともに変わっていく。

アディクションによって生き延びてきたとしても，痛みを最初から焦点化して言葉にできていたわけではない。私にしても薬物を使う前から，何が痛いか，どこが痛いかは，できるだけ見ぬよう，触れぬよう，気づかぬよう，気づいても認めぬよう平静を装ってきたのだ。

　その平静さを維持し続ける緊張感と覚醒感をトロトロに溶かしてくれるシンナーや鎮痛剤，処方薬があったからこそ生き延びてこられたことは間違いがないようだ。

　ダルクなどのリハビリテーション施設にたどりついた薬物依存者にとっては，いきなり過去の痛みへの焦点化は時にリラプス（薬物依存の再発）の種になりかねない。しかし，なかにはトラウマのフラッシュバックが激しく，その治療と並行してリハビリテーションを行ったほうがいい場合もあるが，適切な治療者はなかなかみつからない。痛みへの探索や言及は，もっと先送りにし，クリーンな日々を一日一日積み重ねていくことのほうが大切になってくる。

　断薬して間もない薬物依存者は，喪失感でいっぱいであることが多いが，ダルクやNA（薬物依存の自助グループ）の仲間との信頼感に満ちたフェローシップは喪失感から来る空虚さを満たしてくれる。

　操体法というものがある。橋本敬三という医師が体系化した快い身体のバランス法である。体のゆがみや痛みを，痛くない方向や気持ちのいい方向に動かすうちに，除去していくというやり方で，私はこれをパフォーマンス・アートのワークショップで教わった（瓜生，1999）。薬物依存からの回復初期では，この操体法のように，とにかく薬物やお酒に頼らないで気持ちのいいことの体験を積み重ねていくことが重要だと思われる。

　現在でも私は，朝，起き際に布団のなかで半ばまどろみながら，無性に自分の体を傷つけたくなるような衝動がむずむずと湧き起こってくるのを感じながら目覚めることがしばしばある。ベッドのなかでぐずぐずしている性分ではないので，すぐに寝床から立ち上がり，カーテンを開けて，珈琲を入れ，パソコンのスイッチを入れる頃にはそんな自虐的な衝動のことなどとっくに忘れてしまっている。

最後に，最近書いた詩を載せて結びとする。

つばさが重すぎて
飛べない鳥は
つばさを切り取ってでも
飛ぼうとする

わたしは飛ぼうとする意思で
堕ちていく鳥だった

堕ち続けていく目の先の湖に
空が映っているのに気づいたのは
夜が明けてからのこと

文献 ....

大島弓子(1976)ほたるの泉．雨の音がきこえる——珠玉短編集．小学館．
瓜生良助(1999)いのちの法則——快療法．ゼスト．
ウニカ・チュルン［西丸四方 訳］(1975)ジャスミンおとこ——分裂病女性の体験の
　　記録．みすず書房．

第13章

地域における女性薬物依存症者支援の実践から見えてきたこと

伊藤絵美

I　はじめに

　筆者は認知行動療法（CBT）を専門とする臨床心理士で，小さな民間カウンセリング機関（以下，当機関）を都内で運営する者であるが，このたび縁あって，女性覚せい剤事犯当事者の社会復帰支援のプロジェクトを当機関の仲間と共に2011年に立ち上げ，現在も実践を続けている。本章では，本プロジェクトの経緯とプログラムについて紹介し，次にプログラムの実施状況について報告する。最後に我々の実践から見えてきたことを提示し，今後の課題をまとめてみたい[註]。

[註] 本プロジェクトは現在終了しており，本章に示すデータはすべて2015年当時のものである。

II ローズカフェ・プロジェクトについて

　我々の実践の現場は，「両全会」という東京・代々木に立地する更生保護施設（矯正機関から出所した人を社会復帰へとつなぐ中間施設）である。両全会の特徴は女性専用の施設である点と，理事長の小畑輝海氏が，当事者の社会復帰支援に非常に力点を置き，数々の支援やケアを実践している点である（小畑，2014）。定員20名の両全会の寮生の約半数が再犯を繰り返している覚せい剤事犯であり，CBTの専門家による彼女たちに対する長期的な社会復帰支援が必要であると考えた小畑氏の呼びかけにより，当プロジェクトは発足した。

　プロジェクトスタッフ（筆者以外の8名）はすべて，CBTを専門とする女性の臨床心理士であり，当機関には非常勤で勤務しているが，他機関も含めると総合的にはフルタイムで働いている。本プロジェクトに報酬は支払われないので完全にボランティアだが，スタッフは皆，当プロジェクトに意義を感じ，筆者の呼びかけに対し，自発的に参加することとなった。ただ筆者らはCBTの専門家であり，薬物依存の治療の専門家ではない。したがってプロジェクトを開始するにあたり，我々の実践の指導をしてくれるスーパーバイザーがどうしても必要であった。日本のアディクション臨床および研究の第一人者である松本俊彦先生に指導を依頼したところ，「女性の薬物依存症者のプログラムの開発と実践は意義があることだ」と，無報酬で応じてくださった。大変心強いことである。

　その後，スタッフ間の話し合いを通じてプロジェクトおよびプログラムの愛称は「ローズカフェ」と決め，ロゴマークも図1のように決まった。

　その後我々は，小畑理事長をはじめとした両全会のスタッフ，松本先生，法務省や保護観察所の職員と共に，ローズカフェのプログラム作りを開始した。法務省との打ち合わせ時に特に焦点となったのは，当事者の覚せい剤の再使用の扱いについてである。次節で述べる通りローズカフェは，当事者が刑期を終えて両全会を退寮した後も続く長期のプログラムである。我々民間

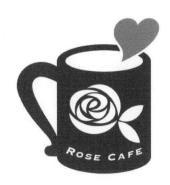

図1　ローズカフェのロゴマーク

の臨床心理士は当事者が再使用をしたことを知ったとしても，通報義務はなく，当事者の援助のためには守秘義務が優先される。ただし当事者が両全会という中間施設で生活する仮釈放期間は，保護観察所に通って検査を受ける期間でもあり，再使用が発覚すると仮釈放が取り消される，という微妙な時期でもある。結局数々の話し合いを経た後，以下の二点が「落としどころ」として合意された。

1. 再使用が発覚すると仮釈放が取り消される期間（すなわち両全会に滞在中）は，我々ローズカフェのスタッフも，覚せい剤の再使用については当事者に守秘義務を約束できない。ただし尿検査はローズカフェでは行わず，保護観察所でのみ行うことにする。
2. 無事満期を迎え，退寮した後もローズカフェ・プログラムは続くが，その際，再使用が発覚しても，スタッフは当事者の援助を優先し，秘密は保持される。満期後はプログラムにて尿検査を実施するが，それはあくまでも援助のためであり，たとえ陽性反応が出ても，通報はせず，その結果はプログラムに活かしていく。

　プログラム作りにあたって次に考慮したのが，対象者が「女性薬物依存者」

ということである。松本（2005）によると，女性の薬物依存者は男性に比べ，複雑で深刻な生活背景を持ち，病態が重篤で，治療に際して男性薬物依存者何人分もの労力，特にソーシャルワーク的な労力を要する，ということである。そして女性の薬物依存者の臨床では，彼女たちには被害者としての側面もあることを念頭に置く必要があるのだという。これはたとえこれまで「受刑者」という立場であったローズカフェの当事者においても同じことだろう。松本（2005）はさらに，女性の薬物依存者には，摂食障害の合併，性的虐待の経験，性的行動化による治療中断など，女性独自の問題が多数存在しており，主に男性を対象とした既存の薬物依存の治療プログラムでは不十分であることを指摘し，「女性の薬物依存者の回復は，最終的には自分の考えや感情を言葉で表現できるようになることを目指す必要がある」（p.143）と述べている。

　そこで我々は，①当事者と我々援助スタッフの関わりを重視し，率直に話のできる関係を形成すること，②できるだけ長期にわたって援助を継続すること，③両全会を出て地方に行ってしまう当事者には対面での面接ができないが，代わりに文書を用いたフォローアップを行うこと，④覚せい剤だけに焦点を当てるのではなく，当事者の抱えるさまざまな問題をトータルに扱い，彼女たちのQOLの向上を目指すこと，などを主眼にプログラムを構成した。なおプログラムは基本的にはグループ形式で行うことにした。

Ⅲ　プログラムの内容

　ローズカフェのプログラム構成は，以下の通りである。なおプログラムは強制ではなく，参加は本人の自由意思に基づく。

1. インテーク面接（6セッション）（3カ月程度）：当事者の現状や背景，今後の展望などについて話を聞きながら，関係を形成する。
2. 導入プログラム（6セッション）（3カ月程度）：満期を迎え，両全会

を出た後，覚せい剤の再使用を防いだり，さまざまなストレスをたとえ「その場しのぎ」であれ乗り越えていくための方策を一緒に考える。その内容を「コーピングシート（さまざまな対処法が書かれたリスト）」に外在化し，いつでも参照できるようにする（②の後，当事者は両全会を退会し，その後は自らの居住地から両全会に通う）。

3. 本プログラム（12セッション）（6カ月）：ワークブックを用いて，集中的に認知行動療法に取り組む。薬物に焦点を当てた援助が必要な場合はSMARPP（松本ほか，2011）を使い，セルフケアの全般的な向上を目指すことが必要な場合はストレスマネジメント用のCBTのワークブック（大島・安元，2011）を用いる。ただしワークブックに集中するのではなく，セッションの前半は近況報告や困りごとの相談などを受け，後半にワークブックを行うという構造とする。本プログラムよりセッションごとに尿検査を実施する。

4. フォローアップ（6セッション）（2年間／徐々にセッションの頻度を減らしていく）：これまで通りに近況報告や困りごとの相談を受けつつ，本プログラムで習得したCBTのスキルを使い続け，セルフケアの力をさらに上げていくことを目指す。

以上，トータルで3年間，30セッションのプログラムとなるが，両全会を退会後，地方に居住するなどして両全会に通うことができなくなった当事者には，プログラムと同様の頻度で，文書による「遠隔地フォローアップ」を実施する。具体的にはローズカフェ・プロジェクトから手紙を送り，近況や再使用の状況などを記入するシートを同封し，そのシートに記入したものを返送してもらい，さらにそれにコメントをつけて手紙を送る，ということを繰り返す。また，プログラム中は「セルフチェック」と称する質問紙検査を定期的に実施する。質問紙には，薬物に関する尺度のほか，解離や摂食障害に関する尺度，抑うつなどメンタルヘルスに関する尺度，コーピングレパートリーに関する尺度などが含まれる。セルフチェックの結果はすべて当事者にフィードバックする。

プログラム終了後は，当事者には「先輩」「OG」「卒業生」としてローズカフェに関わり続けてもらえるよう，そのための仕組みをこれから作っていきたいと我々は考えている。実際に「カフェ」のような場ができて，先輩も当事者も我々スタッフもそこで交流できるようなことになったらそれはどんなに素敵なことだろうか。そのような願いを込めて，我々は「ローズカフェ」と命名したのである。

　なおプログラムの節目には，ローズカフェのロゴマークと当事者の氏名が印刷された「お名前シール」や，ローズカフェのロゴの入ったバッヂやあぶら取り紙を，ちょっとしたご褒美として渡すことにした。またローズカフェのファイルや各自に渡す招待状やメンバーズカードなどの色やデザインにも，女性当事者に気に入ってもらえるよう，できるだけの工夫を行った。

IV　プログラムの実施状況

　2012年9月よりプログラムが開始され，両全会の入寮期間が3カ月以上の当事者全員をプログラムの対象者とした。3年間のプログラムなので，2015年1月現在，まだ全過程を終了した人はいない。以下に現在の実施状況について具体的に報告する。データの集計期間は2012年9月1日から2014年12月1日である。対象者は31名，20歳から64歳までの女性（平均：39.3歳，SD：±8.50）である。

　31名のプログラムへの参加状況を図2に示す。以下，図2に基づき報告する。

- 31名全員が約3カ月のインテーク期に入り，うち21名が次の導入プログラムの段階に入っている。残り10名のうち6名が現在もインテーク面接実施中で，4名がインテーク期にプログラムを離脱した。うち1名は事情があり退寮し，地方在住のため「遠隔地フォローアップ」に切り替え，文通を開始した。残り3名は満期を迎える前に両全会から離

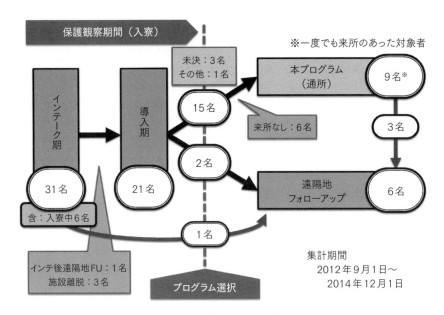

図2　プログラムの実施状況

脱してしまった人たちである（いわゆる「脱走」）。

• 導入期に入った21名は全員導入プログラムを終え，満期を迎えた。うち17名はプログラムを続けることを選択した。17名中15名が退寮時には通所による「本プログラム」を選択し，2名が地方に居住するため「遠隔地フォローアップ」を選択した。17名以外の4名のうち3名は，退寮後入院が決まっていたり，居住地が定まらないために，本プログラムを開始するか否か，あるいは「本プログラム」か「遠隔地フォローアップ」のどちらにするかが決まらず，そのままドロップアウトしてしまった。残りの1名は，プログラムの続行を明確に拒否した（本人の主張は「過去をすべて忘れて新たに生き直したい」）。

• 本プログラムを選択した15名のうち，退寮後一度でも両全会に来てプ

ログラムを受けた人は9名である。しかし1〜2回のセッションで続か
なくなっているケースが少なくない。2014年現在，本プログラムが明
確に継続しているのは3名のみである。また15名中別の3名は，本プ
ログラムを開始後，居住地が変わるなどして通えなくなり，遠隔地フォ
ローアップに変更している。うち2名は現在も順調に文通が続いてい
る。以上の9名以外に，本プログラムを選択した6名は，実際には一
度も参加しておらず，メールや文書で連絡が取れた人もいたが，結果
的には全員ドロップアウトしてしまっている。

- 本プログラムから移行した人も含め，遠隔地フォローアップで文通を
開始した人は6名である。うち，文通が継続したのは4名だが，うち2
名は途中から返信が途絶えてしまい，現在継続しているのはわずか2
名である。

- なお，本プログラムに入って薬物依存症のプログラム（SMARRP）か
ストレスマネジメント用のCBTプログラムを選択する段階まで到達し
た当事者は5名いたが，全員がSMARRPではなくCBTプログラムを選
択した。

V　プログラムの実践から見えてきたこと

　以上からわかる通り，両全会に在寮中で，スタッフがアウトリーチとして
寮に出向きグループセッションを行っている間は順調にプログラムが続くが，
退寮後，途端に継続が難しくなり，ドロップアウトが続出する，というのが
現状である。とはいえ，数は少ないものの継続しているケースは順調にプロ
グラムが進んでおり，2015年中に3年間のプログラムを終える人もいる。本
節では，継続しているケースの現状を考察し，さらにドロップアウトの要因
について，プログラム側の要因と当事者側の要因に分けて考察する。また当
事者のワークブックの選択のあり様についても検討したい。

1 継続しているケースの現状

　本プログラムが順調に継続している3名は同一のグループに属している。この3名の関係は非常に良好で，共に待ち合わせてセッションに参加し，互いに励まし合ったり，時には厳しい助言をしたりしながら，プログラムを継続している。そのうち1名はプログラムに対するモチベーションが非常に高く，「家族に再使用をしていないことを証明するために，ローズカフェでぜひ尿検査を受けたい」と積極的である。このことから，継続するケースは，プログラムの内容だけでなく，グループの対人関係に大いに支えられていることがわかる。一方，遠隔地フォローアップによる文通が続いているケースは，当事者が我々との文書でのやりとりを楽しみにしている様子がうかがえる。近況報告の欄には，その時々の生活のあり様や気持ちなどがこまごまと綴られており，我々自身も返事を書いたり次の返信を読んだりするのを楽しんでいる。

2 プログラム側のドロップアウトの要因

　導入プログラムまで終えたケースでは，当事者と我々スタッフとの関係性はさほど悪くないし，「本音を言える関係」はある程度形成されていると我々は感じている（その感覚にバイアスがかかっている可能性はあるが）。ただし本プログラムを継続させるまでの強力な関係にまでは育っていないと思われる。また残念ながらローズカフェ・プログラム自体が，当事者に継続を促すほどの十分な魅力を備えていない，ということもあるだろう。また，導入プログラムまでは当事者の生活の場に我々が出向く，というアウトリーチ方式である。それが本プログラムに入った途端，当事者も両全会に出向くという方式に面接の形態が大きく変化する。この変化が継続を難しくさせている一因であると考えられる。多くの当事者は，両全会を「刑務所の延長」と捉えている。施設の厳しい規則やハードな当番，そして数々の対人関係のストレスに対して「刑務所より厳しい」「刑務所のほうがよかった」と愚痴をこぼす当事者は実に多い。せっかく満期を迎えて「自由の身」になったのに，刑務

所を思い出させる施設にわざわざ行きたくない，別の場であれば通いたかったのに，と当事者に直接言われたことが再三ある。

3　当事者側のドロップアウトの要因

　退寮までは辛抱して施設に適応しようとする当事者であるが，満期を迎えた途端，過去の対人関係（クスリ仲間の元）に戻ってしまったり，新たに交際相手を見つけて居住地をいきなり変えたりするなどして，生活がいきなり大幅に変わることが頻繁にある。我々スタッフは当初このことに大変驚き，戸惑った。住所が頻繁に変わるだけでなく，連絡手段として頼りにしている携帯電話の番号やメールアドレスがあまりにも頻繁に変わるのである。そのなかで連絡を取ることができなくなり，結果的にドロップアウトになってしまうことが少なくない。現在は退寮時に「連絡先変更シート」を，切手を貼った封筒と共にお渡しする，という対策を取っているが，十分に機能しているとは言い難い。このように，居住地や交際相手を頻繁に変えていくという，ある意味活発な当事者の生活や対人関係のあり様も，ドロップアウトの大きな要因であると考えられる。

4　当事者のワークブックの選択について

　上記の通り，本プログラムに入り，ワークブック選択の段になると，5名全員が薬物依存を対象としたCBT（SMARRP）ではなく，ストレスマネジメントを目的としたCBTを選んだ。まだ対象者の人数が少ないので何とも考察のしようがないが，筆者には5人全員がストレスマネジメント用のワークブックを即座に選んだのが印象的だった。「自分は薬物依存者だ」と自覚している当事者も，ワークブックとなると「クスリの話はもういい」「ストレスとつき合えるようになることが大事」と言って，そのためのワークブックを迷いなく選択するのである。またCBTの心理教育についても，かなり「ノリノリ」で積極的に聞いてくれる。当事者のこのような様子からも，松本（2005）の

言う通り，女性の薬物依存症者は薬物の視点からだけでなく，もっと幅広くケアしていく必要性があることがうかがわれる。

　以上が実施状況を表すデータに対する筆者の考察だが，次に，プロジェクトスタッフ全員に「ローズカフェにスタッフとして参加して見えてきたこと」というタイトルで書いてもらったレポートを，スタッフ名と共に紹介したい（50音順）。

大澤ちひろ

　取り組むなかで感じたことは「つながり続けることの難しさ」です。とても高い頻度で携帯電話やメールアドレスを変える方が多いため，こちらから電話をしても「おかけになった番号は……」とのメッセージを聞くことは珍しくありません。さらに，男性関係などを背景とした居住先の変更も多いです。このような女性ならではの人間関係のあり方や生活環境の変化のしやすさを踏まえて，社会内のサポート資源としての機能を果たすべく努めていきたいと感じています。

風岡公美子

　私はローズカフェ・プログラムのデータ処理を担当しています。各対象者のセッションの回数や進行状況などをデータにまとめてみると，入寮中は退寮後にプログラムへの継続参加を希望していても，退寮後一度もセッションが行われずに中断してしまうケースが少なくないことがわかります。今後は，退寮後のプログラムへの継続率を高めるための工夫が必要だと思われます。

東力彩子

　彼女たちは，これまでの人生のなかで，心理的ケアが必要とされるべき存在であったけれど，問題行動が大きいあまり，その背景にある不安や悲しみを受け止められず，周囲から厳しく対応されることが多かった

のでしょう。自身の「アディクション」という問題に取り組むなかで，そういった思いを受け止められ，理解される体験が問題行動の悪循環から抜け出すことにつながるのでは，と期待します。

初野直子

　たまにしかグループ面接に参加できないのですが，いつも感動するのは「クスリを使いたい気持ちは当然ある」ということを，参加者が率直に口にできている姿です。それを認めることや表明することは，なかなか外の世界では難しいはず。シェアできる仲間がいることで，コーピングを考えるモチベーションが上がったり，必要性をリアルに感じられるようになったりするようで，当事者同士が共に参加する効果を感じます。

肥田 床

　初めて面接に陪席したときは，参加者の方々が相当の波乱万丈な人生を送ってこられていることに驚きつつも，目の前のご本人達の明るさに逞しさを感じたことを覚えています。スケジュール管理の担当者としては，参加者の方々のメールアドレスや住所変更が頻繁で，一旦両全会を離れると連絡が途絶えてしまうことが多く，関係性を維持することの難しさを実感しています。

森本雅理

　見えてきたのは，プログラムはその「場」を構成するための仕掛けに過ぎず，「場」自体にサポートの機能がありそうだということです。当事者は独特の孤独感を抱えているようです。地元の仲間を信頼せず，再使用を防ぐために帰郷しないことを選ぶ人がいますが，心機一転，独りで生活を始めるのは大変なことでしょう。我々としては退寮前にできるだけ関係を築き，社会復帰後にも「しつこく」連絡を取り続け，サポートの「場」であり続けることが重要だと考えます。

元久祉依

　プロジェクトに参加し実感していることの一つは，このプロジェクトには相当のマンパワーが必要であることです。ただグループセッションを行えば良いわけではなく，さまざまなスケジュールの管理・ツールやグッズの作成・退寮後の対応（フォローアップ）なども重要です。これらを今のような体制（すべてボランティア）で進めていくにあたって，活動の広がりやローズカフェのメンバーのニーズに対応していくには限界があるだろう，と感じています。

吉村由未

　両全会を退寮された後もなお当事者とつながり続けていくことが，予想以上に難しい現実を目の当たりにし，プロジェクトとしての試行錯誤が続いています。ただ一方で，細々とつながり続けてくださっている方々もいます。そしてそこには，ローズカフェという場を共有するメンバー同士のつながり，グループの持つ力が極めて重要なファクターの一つとなることを実感しています。

VI　今後の課題

　最大の課題は，本プログラム後の継続率を上げる（ドロップアウト率を下げる）ことである。現在，我々が計画しているのは，本プログラム以降のセッションに参加することに対する「正の強化」を強化することである。我々が用意した数々のグッズ（「お名前シール」など）は，それなりに当事者に喜んでもらえているようであるが，残念ながらプログラムに継続参加する動機づけを高めるまでには機能していない。したがって本プログラム開始後，セッションに参加したり手紙を一通返したりするたびに，何らかのご褒美（強化子）を提供し，継続の動機づけにつなげたいと考えている。またケース数が多くても少なくても，継続しているケースについては引き続き大事にプログラ

ムを進め，無事終了するケースを地道に増やしていきたい。そしてプログラムを終了した当事者に「先輩当事者」「卒業生」「OG」として関わってもらう仕組みを作っていきたい。これは現役のプログラム参加者への助けになるだけでなく，卒業後も細く長くローズカフェに関わることが，プログラム終了後の当事者に対する何らかの援助になるのではないかと思われるからである。

　2011年にローズカフェ・プロジェクトを立ち上げてから，早いもので4年目に突入した。冒頭で述べたように我々は完全にボランティアで動いており，我々自身のスケジュール調整やマンパワーの確保などにも多大な苦労を経験しているが，実は我々自身がプロジェクトから多くを学んでいる。何より当事者との対話や文通は我々にとっても非常に楽しいものである。今後もスタッフチームで協力しあい，さまざまな工夫を重ねながら，ローズカフェ・プロジェクトを進めていきたい。

文献

伊藤絵美(2013)更生保護施設による女性薬物使用障害者の支援. 精神科治療学 第28巻増刊号；285-288.

松本俊彦(2005)薬物依存の理解と援助. 金剛出版.

松本俊彦, 今村扶美, 小林桜児(2011)薬物・アルコール依存症からの回復支援ワークブック. 金剛出版.

大島郁葉, 安元万佑子(2011)認知行動療法を身につける. 金剛出版.

小畑輝海(2014)更生保護と社会福祉──更生保護施設と社会復帰支援. 社会福祉研究 121；44-48.

第14章

依存症からの
回復をめぐって

熊谷晋一郎

I　はじめに

　筆者は，生まれつき「脳性まひ」という障がいをもつ小児科医である。依存症についての専門的な知識や臨床経験は限られているため，本書にとって適切な文章を書くことができるかどうか不安を感じながら，今，パソコンに向かっている。それでもこの文章を書くことを引き受けたのは，ここ数年，依存症当事者の方々とともに共同研究（当事者研究）をさせていただくなかで，身体障がい者と依存症者との間に，共通する部分を数多く発見してきたという事情がある。まず初めに，そのあたりの記述から始めてみよう。

　「依存症からの回復」という問題を考える際に，はじめに確認しておきたいことは，「何ものにも依存せずに生きている人など，存在しない」という明らかな事実である。あなたが毎日食べているお米は，誰が作っているのか。いつも身にまとっている衣服は，誰が作っているのか。平日職場に通勤する際に利用する公共交通機関の稼働を支えているのは誰なのか，等々。少し振り返ってみれば，人間は誰しも，生活のほとんどを自力で行ってはいないことに気づかされる。私たちの日常は，自己身体，モノ，他者身体，重力，大気，

制度，慣習といった膨大な物理的・社会的環境の支えに「依存」しているのである。まずこの単純な事実から目を背けずに，依存症からの回復について考えていく必要がある。

　このような意味での依存という概念を用いて，障がい者を定義しなおすとしたら，次のようになるだろう。

　　　障がい者とは，「多くの平均的な人々の身体に合うようにデザインされた人為的環境」への依存が，多くの人とは異なった身体的特性をもつことによって妨げられている人々のことである。

　つまり，通常考えられているのとは逆に，障がい者とは何かに依存しすぎている人々なのではなく，いまだ十分に依存できていない人々だととらえることもできるのである。そして本章では，依存症者もまた依存しすぎているのではなく，いまだ十分に依存できていない人々なのではないか，という仮説を提案したい。このことを説明するために，あの日のことを振り返ることから始めよう。

II　あの日に明らかになったもの

　2011年3月11日に起きた東日本大震災は，電気，交通，水道，情報網，流通網など，あらゆる人々が依存していた人為的環境の多くを機能不全に陥らせた。日常性とは予期と信頼の構造だといえるが，今日も，明日も，そしてその後もずっと，環境が私たちの暮らしを支えてくれるだろうという予期と信頼が，あの日打ち砕かれたのだ。震災が象徴するトラウマティックな出来事は一般に，日常性，あるいは予期と信頼を打ち砕くという性質によって特徴づけられる。

　震災のあったあの日，筆者は6階建てビルの5階にある研究室にいた。はじめはよくある小さな揺れだろうと高をくくっていたが，そろそろおさまるだ

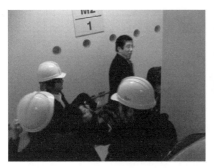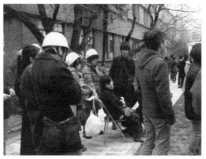

図1　電動車いすを置き去りにして避難する様子

ろうと思う頃になっても不気味に安定して揺れ続ける。そればかりか，揺れ
は徐々に大きくなり，やがて未体験領域に入った。本棚は今にも倒れそうに
がしゃがしゃと音を立てている。後ろの方で何かがすごい物音を立てて飛ん
だ。次にどうすべきかという張りつめた臨戦態勢と，これはだめかもしれな
いという痺れのような恍惚感と無力感が，交互に押し寄せてきた。何分揺れ
ていただろう，揺れは後に小さな余韻を残しながら徐々におさまっていった。
　避難誘導のアナウンスが流れて，「そうか，逃げなくては」と我に返る。
ちょうどその時，研究室の同僚が駆けつけてくれ，エレベーターが止まって
いるということを教えてくれた。筆者が乗っている電動車いすは重量が200kg
近くあるので，とてもではないが人力では運べないし，それを運んでいたの
では逃げ遅れてしまいかねない。私たちは，電動車いすを置き去りにして，
体だけを運ぶことにした（図1）。
　もちろんあの時，移動を可能にする環境の支えを失ったのは筆者だけでは
ない。地震直後，都内の鉄道はほとんどすべて止まった。とはいえ，エレベー
ターが止まったなら階段を使う，いざとなればハシゴでも降りられる，とい
う健常者の冗長な「依存－支え」状況と比べて，筆者のライフラインの脆弱
さは明らかだった。この「依存－支え」状況の冗長性の差を図示したものが，
図2である。

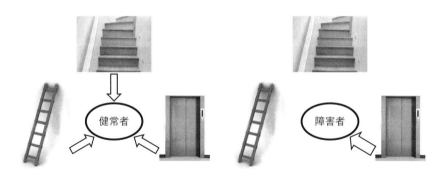

図2　健常者と健常者における依存先の多さの違い

　避難に限らずおよそあらゆる行為の実現について，健常者の場合，依存先
の数が相対的に多いおかげで，「あれがだめなら，これがある」という頑強さ
を享受している。しかし障がい者の場合，依存先が限られているせいで，「あ
れがだめなら，もうおしまい」という脆弱な状況に置かれやすいと言えるだ
ろう。ゆえに，限られた依存先への「依存度の深さ」は増してゆく（図2で
は，依存度の深さの違いを矢印の太さで表している）。一般的な傾向として，
「依存先の多さ」と，一つあたりの依存先への「依存度への深さ」との関係
は，一方が増えれば他方が減るという関係にあると考えられる。
　筆者の考えでは，依存症という状態もまた，障がい者と同じく，「依存先の
少なさ」と「限られた依存先への依存度の深さ」の二つによって特徴づけら
れる。ただし，そうした状態に陥る理由は，障がい者とは一部異なっている。
障がい者は，身体の特徴が健常者と異なることによって，依存できなくなる。
例えば，健常者の身体に合わせてデザインされた「階段」という依存先と，
階段を上ることのできない身体とは相性が悪いので，階段には依存できない
といった具合である。それに対して依存症者は，身体と環境の物理的な相性
というよりも，「環境が私を支えてくれるはずだという予期と信頼」を失って
しまったことによって，依存できなくなると考えられる。
　こうした考え方を裏づけるように，すでに先行研究では，専門外来を受診

する依存症患者の約半数が，心的外傷後ストレス障害（PTSD）の診断を満たしているということや（Brady et al., 2004 ; Kessler et al., 1995），PTSDの合併によって依存症の予後が悪くなる（Coffey et al., 2002 ; Drapkin et al., 2011 ; Saladin et al., 2003 ; Simpson et al., 2012）ということが報告されている。また，PTSDがその後の依存症発症を予測するという研究や（Chilcoat & Breslau, 1998），PTSDの症状を和らげるための自己対処法として依存症をとらえるモデル（Khantzian, 1999）も提案されている。

　依存症患者に関連する環境には，人的環境と物的環境の二つがある。親からの虐待といった養育環境の問題が，依存症の発症や予後の悪さを予測するという研究（Dube et al., 2003 ; Schumacher et al., 2006 ; Westermeyer et al., 2001）を踏まえると，依存症者が予期と信頼を失うことによって依存できなくなる環境というのは，主に人的環境と言えるかもしれない。人は誰でも，依存症であろうがなかろうが，依存なしには生きられない。そのような生存の条件の下で，人的環境に依存できないということになれば，消去法で物的環境に依存するしかなくなるのは必然と言えるだろう。理由は違えど，障がい者がエレベーターにしか依存できないのと同じように，依存症者は，依存物質にしか依存できないのかもしれないのである（図3）。

　このことは，依存症からの回復を考えるうえで非常に重要な含意をもっている。依存症からの回復とは，依存薬物というなけなしの依存先（予期と信頼を寄せられる数少ない環境）を断ち切るということでは決してない。むしろ，依存薬物以外の環境に向かって，新たな依存先を開拓することで，依存薬物への依存度を浅くしていき，やがては依存薬物に（依存してもいいが，しかし）依存しなくてもやっていけるような状態になることこそが，依存症からの回復だと言えるだろう。

　逆に，「強い意思の力で，もう二度と依存薬物に手を出しません」と自他に向けて宣誓することから回復の一歩を踏み出そうとすれば，むしろ依存症の病をより深くしてしまいかねないことは，今や明らかである。一部の依存症の自助グループで継承されている回復プログラム「12ステップ」のなかで，「私達は薬物に対して無力であり，生きていくことがどうにもならなくなった

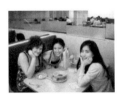

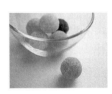

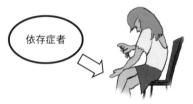

依存症者

図3　依存症者の依存先の少なさ

ことを認めた」「私達は自分より偉大な力が，私達を正気に戻してくれると信
じるようになった」と宣誓することの意味は，自分ひとりの力によってでは
なく，依存物質以外の環境に依存することこそが，依存症からの回復への着
実な一歩であることを，力強く示している。

　では，そのような依存先の開拓（予期と信頼の対象を増やしていくこと）
は，どのようにして成し遂げられるのだろうか。次節以降では，障がい者運
動の歴史をたどることで，回復の方法についてさらに検討していく。

Ⅲ　依存症の社会モデル

　出産時のトラブルによって脳性まひという障がいを負い，首から下が思う
ように動かせず，現在は電動車いすに乗って生活をしている筆者は，入浴，
着替え，家事など，身の回りのことのほとんどについて，ケアとして与えら
れる他者からの支えなしには暮らしていかれない状況にある。ゆえに，ケア
を巡る支配や依存の問題は，物心ついたころから重大な関心事だった。

健常者も含めた一般論として，周囲の人的環境からのケアの調達を可能にする資源には，さまざまなものがある。相手に無理矢理いうことをきかせる「腕力の強さ」，社会規範によって与えられるケアを受けて当然とする「地位や役割」，ケアと交換できる「能力や財力」，社会の仕組みに関する「知識」やそれを使いこなす「リテラシー」，ケアをしたくなるようなチャーミングな「容姿」，既存のケアのパターンにフィットした「身体特性」，地縁・血縁・選択縁といった「頼りにできる人とのつながり」などがその例と言えるだろう。ある人は，これらの資源に恵まれることによって，限られた他者のケアのみに依存することなく，ケアの調達ルートを分散させることができる。そして「このルートがだめなら別のルートに切り替える」という冗長性によって，常に安定したケアが保障される。だが，このような資源に恵まれない人の場合，一部のルートに依存先が集中してしまうため，「このルートがだめだと生きていかれない」と，生活を脅かされ続けることになる。

　そこに存在しているのは，依存先の分散と集中，もしくはケア調達資源の豊富さと貧弱さ，という対立だ。そして共依存とは，「ケアの与え手が，受け手のケア調達ルートを独占することによって，受け手を支配すること」と定義される。共依存という言葉は，もともとアルコール依存症の夫を抱える妻の行動パターンを記述するために生まれた。「妻がケアの独占状態から降りることこそが，夫の回復につながる」という臨床の知が，この言葉には凝縮されている（信田，2009）。

　思えば障がい者運動の歴史も，共依存との戦いだったと言える。かつて障がい者は，家族，とりわけ母親からのケアに依存するしかない状況に置かれていた。親による子へのケアの独占は，多くの人々が子どものころには経験するものだろう。だが健常児の場合，成長するにつれて先述のケア調達資源を増やしていき，母親以外の他者からケアを調達できるようになることで，依存先の偏りを小さくしていく。それと比べて障がいをもった子どもの場合，この移行がしばしばスムーズにいかない。

　障がい者へのケア責任が母親に押し付けられる時代背景のなかで，母親がケアを独占し，共依存に陥るのはむしろ必然だった。日本で運動が本格化し

た1970年前後は，障がいをもったわが子の将来を悲観した母親によって，子殺し，もしくは無理心中が行われるという痛ましい事件が相次いでいた。世論やマスコミはそのような母親に対して同情的であり，各地で母親の減刑を嘆願する運動が繰り広げられたり，母親の重荷を軽減させるための大規模な障がい者隔離収容施設が，国家主導で建設されたりした。当時，障がい者の生存を可能にするケアの調達ルートは，母親もしくは大規模施設に限られており，まさに共依存的状況だったのである。

　そのような時代に，障がい者運動は主に脳性まひ者を中心に広がっていった。日本最初の公立肢体不自由児学校である光明養護学校の卒業生たちが主催していた「しののめ」という文芸サークルからスタートした「青い芝の会」（1957年誕生）は，障害児殺しの母親の減刑嘆願を批判するなど，障がい者やその家族を追い詰める健常者中心の社会や優生思想的な価値観を徹底して批判する，ラディカルな運動を展開していった（横塚，2007）。

　一方，東京都北区在住の重度脳性まひ者で，「足文字」という独特の表現方法を用いる新田勲は，地域での生活への社会的な支援策がないなかで，おもに無償ボランティアによる介助を得て生活を始め，同時に国や自治体に対し，地域での有償介護を制度化することによる「支援者の生活保障」「障がい者の介護保障」の二つを要求していった。その結果，徐々にではあるが地域での有償介護制度を獲得，拡充させていった（新田，2009）。

　1981年の国際障害者年以降は，それまでの国内での運動を背景にしつつ，バークレーの自立生活センターでの研修にも学んで，地域生活への移行と支援を障がい者自らが中心になって行う非営利組織（NPO）「自立生活センター」（CIL）が設立され，活動を展開していった。1986年には中西正司によって，東京都八王子市に「ヒューマンケア協会」が設立された。彼らは介助者の参入障壁を低くし，広く地域から柔軟な労働資源を調達するため，資格制はとらず，地域の誰もが介助者として登録できるようにした（中西・上野，2003）。

　このように，身体障がい者による自立生活運動は，「青い芝の会を中心とした，既存の価値観を問い直す思想的な運動」「新田らをはじめとする，権利・義務という法的なレトリックで制度に働きかける運動」「中西らをはじめとす

る，消費者・雇用主という消費社会的なレトリックで市場に働きかける運動」などの潮流が一体となって複線的に進んでいき，それまで家族や施設に独占されていたケアの調達ルートを地域や市場へと開いたと言える。

依存症からの回復を考えるうえで，こうした障がい者運動の実践が示唆するものとは何か。それは，依存症者本人に介入するだけでは，環境のなかに新たな依存先を開拓することは不可能だということである。障がい者運動のなかでは，「障がいは体のなかに宿る」という医学モデルを批判し，「障がいは，少数派を受け入れない社会の側に宿る」という社会モデルを主張し続けてきた。そして，自らを変えるのではなく，自分たちを受け入れない社会の人為的デザインを変えることで，依存先の開拓を行ってきたのである。筆者は，依存症からの回復が新たな依存先の開拓である以上，一般の人々や医療者，司法関係者が依存症者に対してもつ差別心や，支援制度の不備などといった，依存症者を不当に排除する環境側の要因に対して，社会モデル的なアプローチで臨むことが不可欠であると考える。

その一方で，依存症者本人に対して行う支援も，もちろん必要だ。それまで信頼を寄せてこなかった環境に，依存のネットワークを少しずつ広げていくことが回復だとするなら，その道は長く険しいものにならざるをえない。「今度こそ，支えてくれるだろうか」「いや，また裏切るに違いない」という葛藤のなかで，賭けとも言えるような飛躍なしには，環境との信頼を再構築することはできない。以下では，こうした回復プロセスを邪魔する要因の一つとして「痛み」を取り上げ，考察をしようと思う。

Ⅳ　依存症の回復を邪魔する痛み

慢性の痛みと依存症という二つの病態には，共通する部分が多い。例えば2001年に，アメリカ疼痛医療学会（American Academy of Pain Medicine），全米疼痛協会（American Pain Society），アメリカ・アディクション医学会（American Society of Addiction Medicine）の三学会は，「痛み」と「アディ

クション」とは別の診断カテゴリーではなく，互いに重なり合う疾患概念であるということを共同声明として発表している。薬理作用の面からみても，アディクションの対象になりうる薬剤のほとんどは，同時に除痛効果をもつことがよく知られている（DuPont, 1997）。また臨床像の面でも，慢性の疼痛をもつ患者がアディクションの患者と似たふるまいをすることは，昔から語られている。Weissman（1994）は，過量服薬や，早期に薬物の補充を要求するといった，一見常軌を逸したアディクションの兆候に見えるものが，実はコントロール不十分な痛みをどうにかしようとする疼痛患者の必死の試みである場合があると注意を促しており，このような状態を「偽性アディクション」と呼んでいる。

　実際，疼痛がきっかけとなってアディクションに至る人も少なくないようだ。2010年5月に行われた全米疼痛学会第29回大会では，国立薬物乱用研究所（The National Institute on Drug Abuse Analysis）が274名の疼痛患者に対して行ったインタビュー調査を報告した。その結果，「はじめて麻薬系鎮痛剤を使用した時の理由」については，83.2％が「鎮痛目的」と答えたが，「継続使用の理由」を聞くと，「鎮痛目的」と答えたのは22.6％に過ぎず，13.9％が「ハイになるため」，56.5％が「禁断症状を避けるため」と答えたという。「ここ半年間の鎮痛剤入手先」についても，「誰かがくれた」が83.0％，「患者から買った」が74.7％，「盗んだ」が44.1％だった（重複回答あり）。

　アディクションになりやすい危険因子と，疼痛が慢性化する危険因子も，重なり合う部分が多い。ストレス，睡眠障害，抑うつ，不安症状はすべて，痛みを増強し，鎮痛効果を減らすが，疫学調査によると，これらの精神的不調はアディクションの危険因子でもある（Compton & Gebhart, 2003）。両者の共通性を裏づけるように，Kindlerら（2010）も最近の疫学研究で，むち打ちなどの脊椎部分の急性疼痛が慢性の広汎性疼痛に進展する危険因子を統計的に精査したところ，「薬物・アルコール乱用の既往」が有意な独立因子であるということが明らかになった。また，習慣化したアディクションでは，「依存行動→快」という形で依存行動の結果生じる状態に基づいて行動を調整するオペラント条件付けではなく，「不快→依存行動」という古典的条件付けに

よる単線的な刺激－反応パターンが優位になることが知られているが，慢性疼痛においても「休息や痛がりなどの痛み行動→社会経済的損失」よりも「痛み→休息や痛がりなどの痛み行動」が優位になっているという共通点がある。Schwabe と Wolf（2013）は総説のなかで，ストレスの存在がこうした学習戦略の不均衡さを引き起こしうると報告している。

　このように，薬理作用の面でも，臨床像の面でも，危険因子の面でも，アディクションと疼痛は地続きである。アディクション回復者の日常は，「痛みがあるのに，鎮痛剤を使うとまたアディクションに逆戻りしてしまう」という厳しい状況に置かれやすいと言える。ではどうしたらよいのか。

V　おわりに──痛みを資源に

　筆者は以前，痛みという経験を，「予期を裏切るような経験＝予測誤差」に伴う感情としてとらえた（熊谷，2013）。環境（自己身体もここでいう環境に含む）とのかかわりにおいて，「支えてくれるだろう」という予期や信頼をはぐくむなかで，「支えてくれなかった」という裏切りが生じたときに，人は，痛みを感じる。すでに述べたように，依存症者の多くは，かつて甚大な予測誤差（トラウマ）を経験し，人的環境への信頼を失った存在であると考えられる。そして彼らは，いつ裏切るかわからない他者ではなく，裏切ることのない物質に依存することを決めたのだった。このような依存症者にとって，再び他者に依存したときに経験する予測誤差は，さらに強烈な痛みを伴うものになるだろう。

　しかし，他人は自分ではない。どのような他人であれ，必ず，大なり小なり予測誤差を与える存在である。さらに言えば，他者とは痛み＝予測誤差を与える存在として定義されるものなのだ。筆者は，他者が与えるだろう痛み＝予測誤差とどう付き合うか，という問題が，回復にとって重要だと考えている。

　予測誤差との付き合い方には二つある。予測誤差とは，自分がもっている

予期と，実際の現実との間に齟齬が生じているというシグナルである。この齟齬を埋め合わせるためには，①予期通りに動いてくれる「お気に入り」としか付き合わないよう行動を制限するか，②現実を反映したものへと自らの予期を更新するか，という二つの方法がある。①は，予期を変わらないものとみなす態度であり，この時，予測誤差は痛みとして経験される。一方，②は，予期を更新可能なものとみなす態度であり，この時予測誤差は，現実を正しく知り，適正な期待をもてるようになるための意味ある「情報」になる。新たな依存先を開拓するという本章の趣旨からすれば，①は回復から遠ざかる態度であると言える。

　ではどのようにして②の態度を優位にしていくのか。筆者は，「当事者研究」というパラダイムにその可能性を見ている。研究とは，自らがもつ予期を，少しでも現実にあったもの（現実を解釈し，予測するもの）へと近づけようとする人類の営みである。この営みを当事者自身が取り入れることによって，予測誤差は，単に痛みとしてではなく，予期を更新するための，貴重な，イタ気持ちいい資源となりうるのではないだろうか。

文献

Brady KT, Back S & Coffey SF（2004）Substance abuse and posttraumatic stress disorder. Curr Dir Psychol Sci 13 ; 206-209.

Chilcoat HD & Breslau N（1998）Posttraumatic stress disorder and drug disorders : Testing causal pathways. Arch Gen Psychiatry 55 ; 913-917.

Coffey SF, Saladin ME, Drobes DJ et al. (2002) Trauma and substance cue reactivity in individuals with comorbid posttraumatic stress disorder and cocaine or alcohol dependence. Drug Alcohol Depend 65 ; 115-127.

Compton P & Gebhart GF（2003）The neurophysiology of pain and interfaces with addiction. In : AW Graham, TK Schultz, MF Mayo-Smith et al. (Eds.) : Principles of Addiction Medicine（3rd ed.）. Chevy Chase, MD : American Society of Addiction Medicine, pp.1385-1404.

Drapkin ML, Yusko D, Yasinski C et al.（2011）Baseline functioning among individuals with posttraumatic stress disorder and alcohol dependence. J Subst Abuse Treat 41 ; 186-192.

Dube SR, Felitti VJ, Dong M et al.（2003）Childhood abuse, neglect, and household dysfunction and the risk of illicit drug use : The adverse childhood experiences study. Pediatrics 111-3 ; 564-572.

DuPont RL（1997）The Selfish Brain : Learning from Addiction. Washington DC : American Psychiatric Press.

Kessler RC, Sonnega A & Bromet E（1995）Posttraumatic stress disorder in the national comorbidity survey. Arch Gen Psychiatry 52 ; 1048-1060.

Khantzian EJ（1999）Treating Addiction as a Human Process. Northvale, NJ : Jason Aronson.

Kindler LL, Jones KD, Perrin N et al.（2010）Risk factors predicting the development of widespread pain from chronic back or neck pain. Journal of Pain 11 ; 1320-1328.

熊谷晋一郎（2013）予期の喪失——トラウマ・痛み・依存症をつなぐもの. 医学のあゆみ 247 ; 1264-1267.

中西正司, 上野千鶴子（2003）当事者主権. 岩波書店.

新田勲（2009）足文字は叫ぶ！——全身性重度障害者のいのちの保障を. 現代書館.

信田さよ子（2009）苦しいけれど, 離れられない——共依存・からめとる愛. 朝日新聞出版.

Saladin ME, Drobes DJ, Coffey SF et al.（2003）PTSD symptom severity as a predictor of cue-elicited drug craving in victims of violent crime. Addict Behav 28 ; 1611-1629.

Schumacher JA, Coffey SF & Stasiewicz PR（2006）Symptom severity, alcohol craving, and age of trauma onset in childhood and adolescent trauma survivors with comorbid alcohol dependence and posttraumatic stress disorder. Am J Addict 15-6 ; 422-425.

Schwabe L & Wolf OT（2013）Stress and multiple memory systems : From 'thinking' to 'doing'. Trends in Cognitive Sciences 17 ; 60-68.

Simpson TL, Stappenbeck CA, Varra AA et al.（2012）Symptoms of posttraumatic stress predict craving among alcohol treatment seekers : Results of a daily monitoring study. Psychol Addict Behav 26-4 ; 724-733.

Weissman DE（1994）Understanding pseudoaddiction. Journal of Pain and Symptom Management 9 ; 74.

Westermeyer J, Wahmanholm K & Thuras P（2001）Effects of childhood physical abuse on course and severity of substance abuse. Am J Addict 10-2 ; 101-110.

横塚晃一（2007）母よ！殺すな. 生活書院.

編者略歴

松本俊彦（まつもと としひこ）

国立研究開発法人国立精神・神経医療研究センター精神保健研究所薬物依存研究部部長。1993年佐賀医科大学卒業。横浜市立大学医学部附属病院にて臨床研修修了後，国立横浜病院精神科，神奈川県立精神医療センター，横浜市立大学医学部附属病院精神科を経て，2004年に国立精神・神経センター（現，国立精神・神経医療研究センター）精神保健研究所司法精神医学研究部室長に就任。以後，同研究所自殺予防総合対策センター副センター長などを歴任し，2015年より現職。2017年同センター病院薬物依存症センターセンター長併任。日本精神科救急学会理事，日本社会精神医学会理事，日本学術会議アディクション分科会特任連携委員，NPO法人八王子ダルク理事，NPO法人東京多摩いのちの電話顧問を兼務。主要著訳書として，『CRAFT 物質依存がある人の家族への臨床モジュール』（監修・金剛出版 [2021]），『物質使用障害の治療――多様なニーズに応える治療・回復支援』（金剛出版 [2020]），『トラウマとアディクションからの回復』（監訳・金剛出版 [2020]），『お母さんのためのアルコール依存症回復ガイドブック』（監訳・金剛出版 [2019]），『CRA 薬物・アルコール依存へのコミュニティ強化アプローチ』（監修・金剛出版 [2018]），『自傷行為治療ガイド 第2版』（監訳・金剛出版 [2018]）『SMARPP-24 物質使用障害治療プログラム ［改訂版］――集団療法ワークブック』（監修・金剛出版 [2022]）など。

執筆者一覧

第 1 章　松本俊彦
国立研究開発法人 国立精神・神経医療研究センター 精神保健研究所 薬物依存研究部

第 2 章　廣中直行
東京都医学総合研究所 依存性物質プロジェクト

第 3 章　雑賀恵子
大阪産業大学

第 4 章　白川美也子
こころとからだ・光の花クリニック

第 5 章　岡嶋美代
道玄坂ふじたクリニック／BTC センター東京

第 6 章　藤岡淳子
一般社団法人もふもふネット

第 7 章　野間俊一
のまこころクリニック

第 8 章　信田さよ子
原宿カウンセリングセンター

第 9 章　佐藤哲彦
関西学院大学

第10章　森村たまき
国士舘大学

第11章　坂上 香
ドキュメンタリー映画監督／NPO out of frame 代表

第12章　倉田めば
大阪DARC ／Freedom

第13章　伊藤絵美
洗足ストレスコーピング・サポートオフィス／
千葉大学子どものこころの発達教育研究センター

第14章　熊谷晋一郎
東京大学先端科学技術研究センター

アディクションの地平線
越境し交錯するケア

2022年 3 月 10 日　印刷
2022年 3 月 20 日　発行

編者─────松本俊彦

発行者─────立石正信
発行所─────株式会社 金剛出版
　　　　　　〒112-0005 東京都文京区水道1-5-16　電話 03-3815-6661　振替 00120-6-34848

装丁◉永松大剛　　組版◉石倉康次　　印刷・製本◉シナノ印刷

子どものトラウマと悲嘆の治療
トラウマ・フォーカスト認知行動療法マニュアル

[著]＝ジュディス・A・コーエン　アンソニー・P・マナリノ
エスター・デブリンジャー
[監訳]＝白川美也子　菱川 愛　冨永良喜

A5判　並製　296頁　定価 3,740円

子どものトラウマ被害に対する
科学的な効果が実証された支援と治療法である
トラウマ・フォーカスト認知行動療法（TF-CBT)のマニュアル。

アディクション臨床入門
家族支援は終わらない

[著]＝信田さよ子

四六判　上製　248頁　定価 3,080円

医療モデルと司法モデルの境界線上で，
アディクション臨床とともに走りつづける
臨床家の臨床美学を一挙公開!

実践アディクションアプローチ

[編著]＝信田さよ子

A5判　並製　296頁　定価 3,520円

当事者研究＋自助グループカルチャーから
ハームリダクションおよびオープンダイアローグまで，
専門家と当事者が織り成す
「アディクションアプローチ」の総展望。

価格は10％税込です。

治療共同体実践ガイド
トラウマティックな共同体から回復の共同体へ

[編著]＝藤岡淳子

A5判　並製　264頁　定価 3,740円

強制でも自制でもないもうひとつの回復への回路，
ミーティングとメンバーシップが織り成す
「治療共同体」の可能性を探る。

コーピングの
やさしい教科書

[著]＝伊藤絵美

四六判　並製　220頁　定価 2,420円

自分に合ったストレス対処法がきっと見つかる！
5つのレッスンでやさしく学べる自分を助ける
（セルフケア）コーピングの技術。

DVにさらされる子どもたち
［新訳版］
親としての加害者が家族機能に及ぼす影響

[著]＝ランディ・バンクロフ　ジェイ・G・シルバーマン
[訳]＝幾島幸子

四六判　並製　336頁　定価 3,080円

今や広く知られるようになった
心理的子ども虐待＝「面前DV」の甚大な影響を指摘した現代の古典，
新装新訳版で復刊。

価格は10％税込です。